「うで体・あし体」
鴻江理論で人生が変わる

一生
歩け
喜び

アスリート・コンサルタント
鴻江《こうのえ》寿治《ひさお》

小学館

はじめに

「人生100年時代」と言われるようになってから、どれくらい経つでしょうか。最近では、平均余命の延びにともなって、「人生120年」という呼び方まで登場しているようです。長生きできるようになるのはすばらしいことですが、その分、〝年齢を重ねてからの人生〟の時間がどんどん長くなっていると言えます。

その時間を充実したものにするためには、とかく体の健康が求められます。生きてはいるものの、自由に外出できなかったり、日常生活に制限がかかったりしてしまっていては、物足りなさを感じることは避けられません。できることならば、「いつまでも元気でいたい」「自分の足で歩きたい」と願わずにはいられません。

私は、「アスリート・コンサルタント」という肩書きで活動しています。これまでに野球をはじめ、ソフトボール、サッカー、バレーボール、ゴルフ、相撲など、多岐にわたるスポーツのトップアスリートたちのトレーナーを務めてきました。

一般の人からすると、彼らのようなアスリートは「心身に恵まれ、天性のセンスをもち合わせた、特別な存在」のように思えるでしょう。たしかに、普通の人にはとうてい真似できないほどの、厳しくて苦しい鍛錬を重ねているのは事実です。

それでも、彼らは私たちと同じ人間です。**アスリートと言っても、1人の人間であることには変わりません。体型や体格に違いはあれど、基本的な体の仕組みは同じです。**であるならば、これまでに私がアスリートと向き合って得てきた知見は、一般の人にも応用できると考え、本書を執筆することにしました。

そもそも、私自身はスポーツでめざましい実績をあげてきた人間ではありません。むしろ、有望な野球選手だった父に憧れて野球に取り組んでみたものの、野球少年だった頃からケガをしがちで、体力もないほうでした。

そんな私がアスリート・コンサルタントとしてのキャリアを歩むことになったきっかけは、意外にもそのケガでした。野球は長く続けましたが、学生時代に肩を故障し、ドクターから「もう治らない」と言われるほどの状態でした。そこから試行錯誤し、治療とトレーニングを重ねたことで、再びプレーできるまでになりました。

その間、「もう野球ができないかもしれない」という不安感にはとても苦しめられました。一方で、私自身がケガから復活したプレイヤーでもあるのです。だからこそ、ギリギリの挑戦を続けるアスリートを支えたいと考えて、トレーナーという仕事を選びました。**「ケガをさせないこと」と、「ケガをしてしまっても、どうにかして改善させること」をモットーに、日々アスリートと対峙しています。**


アスリートたちは、ベストパフォーマンスを出すために24時間、人生のすべてを捧げています。しかし、日々研鑽を積むトップアスリートでも、ちょっとしたことでベストパフォーマンスとはほど遠いプレーになってしまうことは起こり得ます。

ありがたいことに、私はこれまで五輪やＷＢＣ（ワールド・ベースボール・クラシック）に帯同したことで、歴史的な瞬間を間近で見届けることができました。ただ、どんなにすばらしい結果に到達したとしても、そこで闘う選手たちは、常に絶好調というわけではありませんでした。不調にあえぐ選手もいれば、故障を抱えながら、痛みを我慢してプレーしている選手もいます。

そういった選手たちに対し、余計な雑念を取り除き、プレーに集中してもらえるように私は腐心してきました。そして20年以上にわたってアスリートたちの悩みに答え、触れ合う中で見えてきたのが、**人の体は2つのタイプに分かれる**ということでした。

具体的には、

猫背型の「うで体《からだ》」

と、

反り腰型の「あし体《からだ》」

です。

詳しくは本書内で説明しますが、それぞれのタイプに適した体の動かし方があります。逆に、タイプに合わない体の動かし方をしていると、アスリートは実力を発揮できないどころか、ケガや故障のリスクが高まってしまいます。私がアスリートに対応する際には、まずどちらのタイプかを見極めた上で、そのタイプに合った体の動かし方ができているか、できていないならばどう改善すべきか、をアドバイスすることに重きを置いています。そうすることでパフォーマンスが向上するからです。

そのようにして作り上げたのが、「鴻江《こうのえ》理論」です。そしてその理論は、一般の人が、より良く元気に日々を過ごすことにも効果が期待できると考えました。「理論」などと言うと少し難しく感じるかもしれませんが、必要なのは普段の生活におけるちょっとした心がけです。

第1章と第2章では、私がアスリートの対応を通して導き出した理論を説明します。

そして第3章以降でイラストも用いてできるだけわかりやすく、適切な体の動かし方を解説します。

この本に書いたことを実践していただければ、いつまでも元気な体を手に入れられ、「人生100年」どころか「人生120年」を充実したものにすることができると確信しています。

一生歩ける喜び　もくじ

第1章

多くのアスリートを「鴻江理論」は支えてきた

「上野の413球」の真実

これまでに数多くのアスリートをサポートしてきましたが、その中でも長らく私が個人トレーナーを務めているのが、女子ソフトボールの上野由岐子投手です。北京と東京の2度の五輪で2つの金メダルを獲得し、**41才を過ぎてなお現役を続けるまさに「レジェンド」。**上野投手は国内ばかりでなく、五輪の選手村では海外チームの選手が握手を求めてくるほどに、世界中からリスペクトを集める選手です。

上野投手と初めて会ったのは、2007年のことでした。当時、プロ野球・中日ドラゴンズに所属していた井端弘和選手からの紹介でしたが、上野投手は頻繁にぎっくり腰を起こし、満足にプレーできないことが多かったのです。体格的に恵まれ、筋力もあった上野投手は、世界最速のスピードボールを投げていました。ただ、決してうまい体の使い方ができているわけではありませんでした。力任せに投げているから、たしかに球のスピードは速いけれども、故障を繰り返していたのです。

私は、上野投手は「力投派」ではなく、ボールのキレと頭をフル回転させて打者を

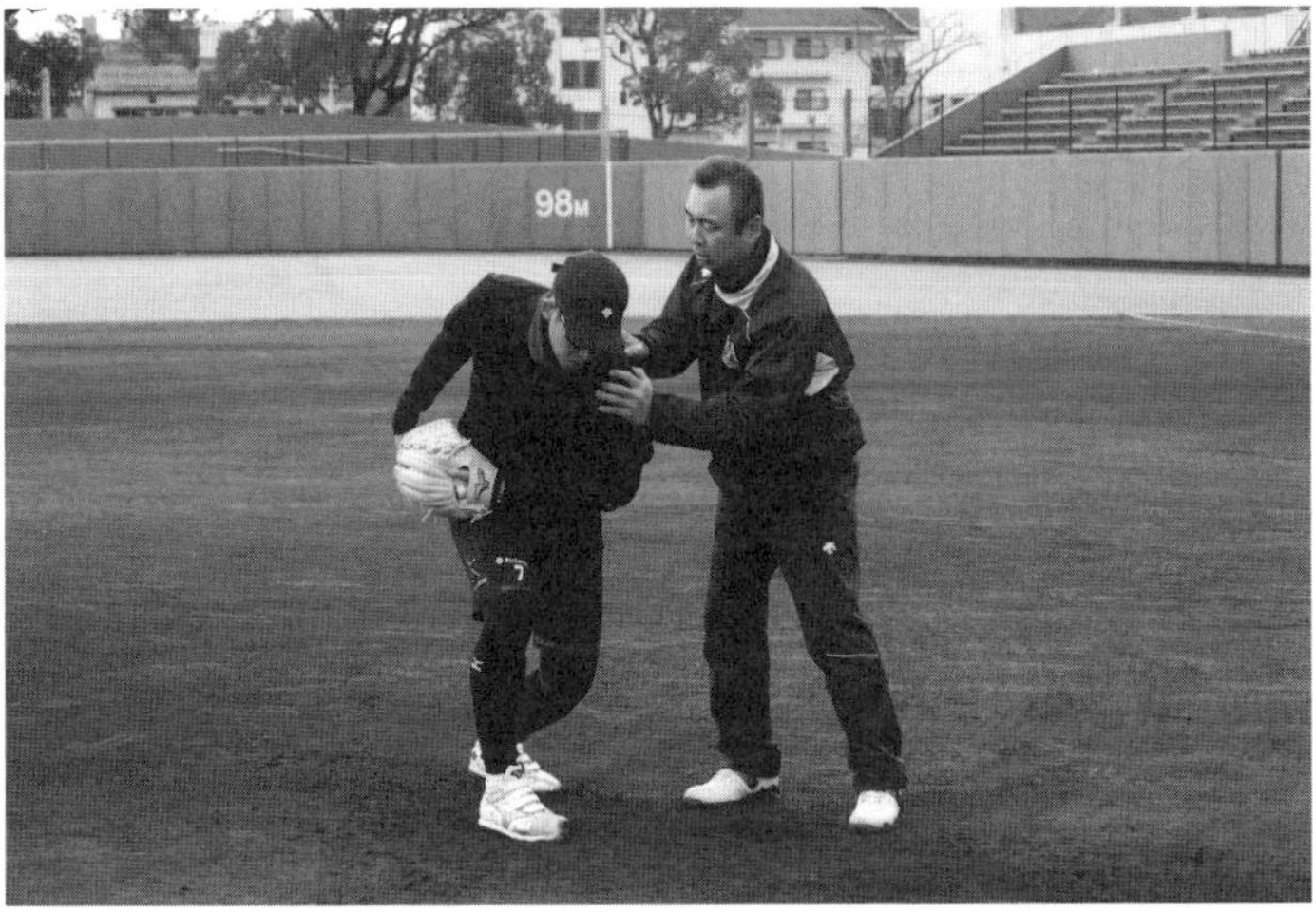

上野投手はうで体。

打ち取る「知能派」の投手に生まれ変わる必要があると考えました。とは言っても、知能派になることは、スピードを捨てるということではありません。体に負担がかからない、効率的な投球をすることで、スピードを維持しながら勝てるピッチャーになることです。上野投手は、その後の長い活躍につなげていきました。

ただ、長く現役時代を続けている間には、どうしても好不調の波が襲ってきます。2008年の北京五輪で、2日間で3試合を1人で投げ抜いた「上野の413球」が語り継がれる伝説となっていますが、その鉄腕ぶりの裏側で、上野投手に異変が起きていました。

原因のひとつは、日本の柔らかいマウンドに比べて、北京の球場のマウンドが硬かったことです。本来、右腰が前に出ているうで体タイプのはずの上野投手でしたが、地面が硬いために踏み出す左足に必要以上にブレーキがかかってしまい、右腰が前に出てこなかった。そのため、ピッチングが非常に不安定になっていたのです。ピッチャーは前に踏み出す足をついてから、足首、膝、腰、肩、首の順にバランスを取りますが、それが崩れていました。そこで体の特性を生かした投げ方に修正し、連投でも勝利をつかみ取るピッチングを取り戻したのです。


鴻江理論は、人を猫背型のうで体と、反り腰型のあし体の2タイプに分類することから始まります。

簡単に特徴を示すと、背中側から見たときにうで体は右肩が下がっており、右の腰が少し前に出ている。逆に、あし体は左肩が下がり、左腰が前に出ています。

よく「体のバランスを整えましょう」とか「ゆがみが不調の原因」といったことを

耳にすることがあると思いますが、私に言わせれば、**人は誰でも体のゆがみをもっています。こうしたゆがみがあるのは普通のことで、それ自体は決して悪いことではありません。**

むしろ、もって生まれた身体的な特性を矯正しようとすれば、体が常に窮屈な状態を強いられていることになってしまいます。そんな状態では、アスリートは実力を発揮できませんし、一般の人は心地良く暮らすことはできないでしょう。

倉庫のようなせまい場所で、床に置いてある重い物を持ち上げるときのことを想像してみてください。足の置き場所や手の添え方、体の動きが制限されては、できることもできなくなります。ただ、これが広い空間であれば・・・？　少しくらい重い物でも、両足を踏ん張って、両手でしっかり抱えて持ち上げられると、簡単に想像できるでしょう。

うで体とあし体も同じことです。タイプに合わない動かし方をしていたら、実力を充分に発揮することはできません。

東京五輪の女子ソフトボールのメンバーは、2つのタイプにきれいに分かれていました。チーム全体の平均年齢が高く、故障を抱える選手も多くいましたが、ハードな事前合宿をこなし、最高の状態で本番を迎えることができたのは、それぞれのタイプに合った練習を積めたからだと思っています。とくにバッティングでは、うで体の選手はスタンスを広めにして沈み込むように打ち、あし体の選手はスタンスを狭めにして地面からの反力を使って打つというような取り組みをしていきました。

北京、東京と代表に選ばれ、長らく上野投手とバッテリーを組んだ峰幸代《みねゆきよ》選手との出会いは、北京五輪の年でした。まだ若い峰選手もまた、パワーに任せたプレーが目立っていました。ただ、肉体がもっているポテンシャルだけに頼っていると、100%の力で、100%のパフォーマンスしか出せません。ところが、体の上手な使い方を覚えると、7割の力で100%のパフォーマンスが発揮できるようになります。すると「ここぞ！」というときに全力で臨めば、120%のプレーができるようになるんです。その「ここぞ！」は、まさに五輪などの世界の舞台のことでしょう。

また、東京五輪でレギュラーのショートとして活躍し、決勝・アメリカ戦のピンチの場面で、相手バッターの放った強烈な打球を弾いた内野手をフォローするスーパーキャッチを披露し、「神ゲッツー」を完成させた渥美万奈《あつみまな》選手とは、2016年頃からのつきあいです。初対面の渥美選手を見て、すぐに「腰に不調があるな」と感じました。思わず「なんじゃ、この腰は？」と漏らしてしまったほどでした。実際、小学生の頃から腰痛もちで、ひどいときには練習も満足にできないほどだったと聞きました。彼女が守るショートというポジションは、前後左右に俊敏な動きが求められ、肉体にかかる負担は大きいです。詳しくは後から説明しますが、渥美選手はあし体タイプだったので、体の重心が足のかかと寄りにあるのが理想です。しかし、前に前に攻めていこうという姿勢からか、プレー中も、日常生活でも、重心が前寄りになっていました。そこで、普段の生活からうしろ重心を意識してもらい、まずはコンディションを整えることから始めました。五輪は4年に1度の祭典で、東京五輪の場合は1年延期になった背景はありましたが、限られた時間の中で、腰の不安がなくなったことで練習に集中することができ、大舞台での結果につながったのだと思っています。

「トッププロのマネ」が上達の妨げに

2023年シーズンからアメリカ・メジャーリーグに挑戦した千賀滉大《せんがこうだい》投手とは、彼が日本球界の福岡ソフトバンクホークスにいた頃から、さらに言うと、まだ「育成選手」としてプロ野球の一軍の試合に出場できなかった頃に出会いました。

入団1年目を終えたオフ、私が主宰する「鴻江スポーツアカデミー」の合宿に、先輩に連れられて参加したのがきっかけでした。当時からすばらしいボールを投げ込んでいましたが、コントロールに大きな課題を抱えていました。

千賀投手はあし体タイプでした。野球をプレーしたことがある人なら、投手は「軸足に体重をしっかり乗せてから投げる」というのが、常識のように言われていることをご存じでしょう。しかし、あし体タイプの投手は、ことさら重視するポイントではありません。むしろ踏み出した足が地面についてから、下半身に力を入れ始めるくらいが丁度いいのです。

千賀投手は合宿以降、飛躍的に能力を向上させ、のちにホークスのエースになった

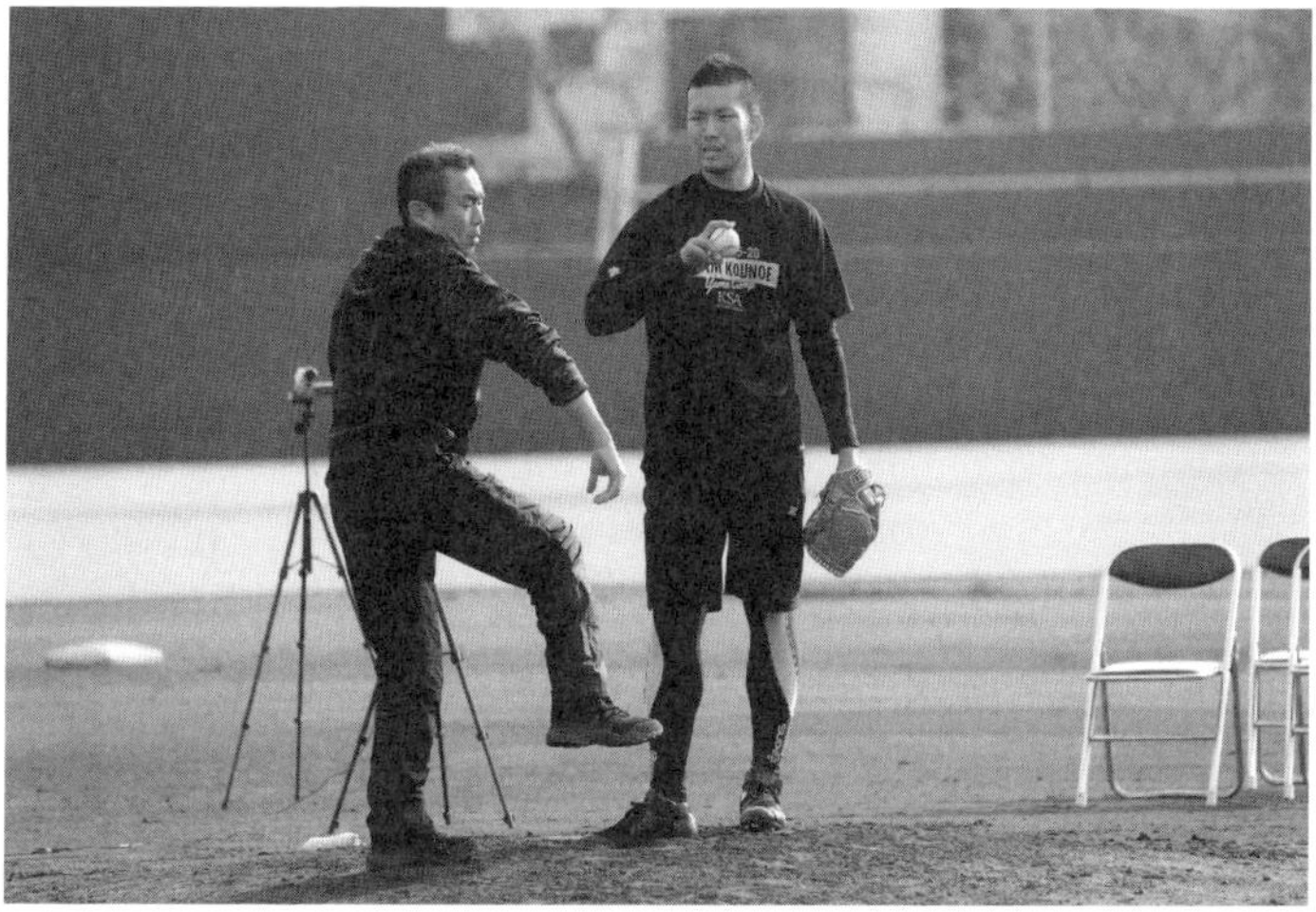

千賀投手はあし体。

だけでなく、日本代表にも選ばれ、世界へと羽ばたいていきました。

一方、千賀投手のかつての同僚に、ホークスに所属する石川柊太《しゅうた》投手がいます。育成出身の石川投手は、千賀投手の投球フォームを参考にしていたそうです。ところが、千賀投手とは異なり、石川投手はうで体タイプ。どんなに千賀投手をマネしても、自分の体に合っていないのだから、いいボールが投げられるわけはありません。

すばらしい成績を残しているお手本がすぐ近くにいたら、参考にしたくなるのは自然なことです。そればかりか、野球少年も、アマチュアゴルファーも、目立っていい成績を残しているトッププロをマネするといったことはよくあるでしょう。しかし、それが**間違った方向への努力だとしたら、思うような結果につながらないばかりか、上達の妨げになり、時間のムダにさえなるのです。**

石川投手は千賀投手を介して合宿に参加し、千賀投手のイメージを一掃して投げ方を修正したことで、手応えをつかんだようでした。のちに石川投手が最多勝のタイトルを獲得し、開幕投手を務めたり、ノーヒットノーランを達成したりするに至るまでには、自分の体を理解し、体に合った動きを身につけたことがカギになったことは言うまでもありません。

最近の例で言えば、陸上女子長距離の酒井美玖《みく》選手の活躍が印象に残っています。高校時代に、全国高校駅伝で区間賞に輝き、実業団に進んでからもめざましい活躍をしてきたランナーです。しかし、2023年の夏前から深刻な不調に陥り、体調不良も重なって、引退を真剣に考えていました。酒井選手の場合は、体に合った用具を使っていなかったことも不調の理由でした。そこで、帽子を変え、以前使用していたシューズに戻したことで復調。同時にうで体に合ったストライド走法を意識することで、同年10月に行われたプリンセス駅伝では、エース区間で区間賞を獲得し、ランナーとして息を吹き返したのです。

道具という観点から言うと、女子ゴルフの天本《あまもと》ハルカ選手もそうです。黄金世代と呼ばれる1998年度生まれの選手ですが、プロテストに4度落ちてしまった苦労人です。デビュー後も上位に食い込めない日々が続いていましたが、一役買ったのはプレー中に着用する帽子。信じられないかもしれませんが、タイプに合った帽子を選ぶことで、姿勢と視線が改善され、プレーに安定性が増したのです。

現在、私が第一線で活動できているのは、松坂大輔投手がいたからです。2002年に専属契約を結んでから、メジャーリーグ挑戦、アテネ五輪、2006年と2009年のWBCなど、特別な緊張感の中で行われる試合に幾度も立ち会いました。ボストン・レッドソックスに所属していた頃は、アメリカに何度も渡りました。屈強なメジャーリーグのバッターたちに立ち向かう勇姿はもちろんですが、ひどいときにはお箸すら持てないほど肘の状態が悪くても、再起のために懸命に改善に取り組んでいたことが強く記憶に残っています。

アテネ五輪と言えば、印象的だったのが現地の空港でのある日本人のご婦人との出会いです。子供を2人連れて、遠い異国の空港ロビーで疲れ果てているようでした。少しばかりケアをしたところ、だいぶ楽になったようでした。それから約1年後にそのご婦人から「夫が不調で苦しんでいる」と手紙がきました。なんと、その夫とは北海道日本ハムファイターズや読売ジャイアンツで活躍した小笠原道大《みちひろ》選手でした。そこから、小笠原選手が引退するまで長い間サポートさせてもらいました。小笠原選手のバッティングフォームは独特なものでしたが、体のタイプにピッタリ合っていたため、ご家族の支えを得ながら、長く現役を続けられたのだと思います。

さらに、アテネ五輪から1年半ほどが過ぎた頃に、女子バレーボールの栗原恵選手から連絡がきました。左足の種子骨《しゅしこつ》という米粒大の骨を骨折し、治療法を探しているところでした。完治しても骨折を繰り返しやすい部位で、しかし手術で取り除こうにも、1度メスを入れると選手としてのその後に影響するというのです。

そこで、「くっつかないなら外してみる」という逆転の発想のもと、左足の骨折という症状を招いた骨盤のゆがみを調整するトレーニングメニューを続けたところ、折れた種子骨が丸みを帯び、角が取れて痛みが出なくなっていきました。そして、2年半後の北京五輪で、栗原選手はプリンセス・メグとして再びコートに立つことができたのです。

一般の人でも走るのが速くなった

ここまでは、トップレベルのアスリートのエピソードを紹介してきました。きらびやかなスポットライトが当たる場所にいる彼らにも、人知れず苦労があることはわかってもらえたと思います。アスリートは体が資本ですから、彼らが普通の人よりも肉体に対して繊細であるのは当然です。うで体かあし体か、体に合った動きをしているかどうかで、パフォーマンスに大きな差異が生まれることも理解していただけたでしょう。

　ただ、トップアスリートでなかったとしても、明確に違いが出ます。それが、鹿屋《かのや》体育大学のスポーツパフォーマンス研究センターで行った検証結果に表れています。動作分析やスポーツパフォーマンスの研究を専門にする同大副学長の前田明さんの監修のもと、普段から運動習慣のある健常な成人男女10名に、3つの異なる走り方で走ってもらい、それぞれの走法でのタイムを比較するという検証でした。3つの走り方とは、「普段の走り方」「タイプに合った走り方」「タイプと異なる走り方」です。

　うで体は、両手をグーにし、腕をうしろに引くイメージで、足はうしろに蹴る走法が適しています。対してあし体は、両手をパーにし、体より前で腕を振ります。足も前方に高く出すイメージです。

　ランダムに各2本ずつ、計6本走ってもらったところ、5名の対象者は、自分のタイプに合った走り方をしたときがもっとも速いタイムでした。また8名の対象者は、タイプと異なる走り方をしたときに、もっともタイムが遅かったのです。すなわち、

一般の人でも、タイプに合った体の動かし方をすればパフォーマンスは向上し、逆に合わない動かし方をすればパフォーマンスは劇的に低下することが認められたわけです。

このことから、アスリートとの対話の中で導き出された「鴻江理論」は、一般の方にも汎用性があると考えました。

現在、私は各地で講演活動に取り組んでいます。と言っても、単に私が話すだけの講演会ではなく、集まってくれた人にはできる限り実際に体を動かし、自分の体と向き合ってもらっています。いつもはしていなかった動きをする、いつもは意識していなかった体の部位に着目する。すると、ほんの些細なことでも、新たな驚きがあるようです。

たとえば、片足立ちです。鴻江理論に照らすと、うで体の人は左足を上げたときに左側にふらつきやすく、逆にあし体の人は右足を上げたときに右側にふらつきやすい傾向にあります。これは、後述するような骨盤の傾きによるものです。

そう文字で説明されても、なかなかイメージがつきにくい人もいるでしょう。ですがいざ実践してみると、思わず「なるほど！」と声を出してしまうことになると思います。

繊細なアスリートでさえ支えることのできる鴻江理論ならば、一般の人に活用した場合、その効果はより大きなものになることは間違いありません。より良い生活、そして、いつまでも自分の足で歩ける未来を、鴻江理論なら簡単に実現できるのです。

●コラム●

日本全国を飛びまわり、深夜の対応も

私の出身は、福岡県の八女市という場所です。博多駅からですと、電車とバスを乗り継いで1時間ほどかかります。特産品は「八女茶」です。日本茶に関するよく知られた歌に「色は静岡、香りは宇治よ、味は狭山でとどめさす」というものがありますが、三大銘茶に八女茶は負けていません。

毎年1月に行っている「鴻江スポーツアカデミー」の合同合宿は、八女市のお隣にある久留米市内の球場で開催することが多いです。

ですが、合宿以外の期間、私自身は1年のうち、地元を不在にしていることが結構あります。というのも、アスリートに遠征がつきものゆえ、そのアスリートの対応のために、私もまた全国を飛びまわる生活をしているからです。

おかげさまで、多くのアスリートが私のことを頼ってくれています。「今から見てくれませんか」と、突然電話が鳴ることも珍しくありません。場合によっては、**ナイトゲームを終えたプロ野球選手が、深夜に私の投宿先のホテルにやってくる**こともあります。

競技にもよりますが、選手生命というものは、決して長いものではありません。その1分1秒が、次の試合の結果を左右することさえあると思っています。結果が出なければ、もしかしたらそれを最後に選手を辞めなければならないかもしれない。そう考えると、私も全力で対応しなければなりません。

選手は日々の練習や試合の疲れがある中で、遠路はるばる訪れることもあります。それなのに、私が全力で向き合えないのでは彼らに失礼です。不測の事態に備えるために、お酒を飲むこともありません。**「半端なことをしたら、次はない」**。私も選手たちと同じような気持ちと覚悟をもって、応えるように心がけています。

第2章

「うで体」と「あし体」

大きな違いは「重心の位置」

先に触れましたが、私の理論は、人の体を猫背型のうで体と、反り腰型のあし体の2タイプに分類することから始まります。ネーミングの由来は、うで体は手でタイミングを取ったりリズムを取ったりすることが適しているからです。**「うで」から動作をスタートするのがスムーズな動きにつながるので「うで体」と命名しました。あし体はその逆で、「あし」でリズムを取ったりタイミングを合わせることが適しているため、「あし体」としました。**

タイプによって運動時や日常生活において気をつけるべきポイントが異なります。合わない体の使い方をしていれば、不調を感じたり、ケガや痛みに至ることもあります。肩が痛い、腰が痛い、肘や膝が痛い…そういった明確な痛みだけでなく、なんとなく頭がスッキリしないとか、ボーッとしてしまう、気分が憂鬱といったことに悩んでいる人もいるかもしれません。

ここではより具体的に、うで体とあし体にどんな特徴の違いがあるかを解説していきます。

うで体

●体を横から見ると、背中が丸みを帯び、猫背になりやすい

●背骨が右に彎曲《わんきょく》しているため、背中側から見ると、左肩が右肩より上がっている傾向にあり、その影響で左手が右手より高い位置にある

●右の骨盤が前傾し、左の骨盤が後傾している。また、右の腰骨が左の腰骨より前に出ている傾向がある

猫背気味なので、まっすぐ立ったときに足の指先の上方に頭の位置がきます。体の重心も前寄りにあります。そのため、**日常生活でも運動時でも、前傾姿勢を意識することがうで体の人の基本**と言っていいでしょう。また、まっすぐ立っているつもりでも、骨盤のねじれからおへそは左を向いています。

そして、骨盤のねじれによって左足を引きずりやすいため、左の靴底のほうがすり減りやすい傾向にあります。

あし体

●体を横から見ると、背骨が反りやすい

●背骨が左に彎曲しているため、背中側から見ると、右肩が左肩より上がっている傾向にあり、その影響で右手が左手より高い位置にある

●左の骨盤が前傾し、右の骨盤が後傾している。また、左の腰骨が右の腰より前に出ている傾向がある

背中が反っている傾向にあるので、まっすぐ立ったときに、頭はかかとの上方にきます。**体の重心はうしろ寄り**です。そのため、普段の生活から体を起こすようにして、肩甲骨の少し下、背筋を意識しましょう。おへそは右向きです。

足でリズムやバランスを取るのが肝要で、こちらは右の靴底のほうがすり減りやすい傾向にあります。

前述した鹿屋体育大学では、骨盤のねじれの姿勢測定も行いました。光学式モーションキャプチャーシステムを使い、全身70か所のマーカーを基に身体部位の左右差、前後差などの整合率を検証しました。その結果、骨盤のねじれや脊椎《せきつい》の弯曲により、鴻江理論で提唱するように、2タイプに分けられることがわかりました。

長年の経験から言うと、うで体とあし体では、うで体の人のほうが若干割合が多いように感じています。おおよそ、65：35といった具合でしょうか。

意外かもしれませんが、タイプによって精神面にも傾向があると分析しています。うで体は研究者タイプで、じっくりと考え、悩みがあればしっかり解決してから次に取りかかる傾向。反対にあし体は、悩みを気にしつつも新たな課題への取り組みに没頭することで、悩みが自然と解決するタイプです。開発者タイプとでも言うでしょうか。こうした内面の違いも気にかけながらアスリートへの対応にあたっています。

まれにどちらのタイプか判別できないような、バランスの取れた人がいないわけではありませんが、程度の差はあれどほとんどの人はどちらかのタイプに分類されます。一般的なアスリートへの指導では、競技種目や利き腕や利き足、運動能力によって分けたりすることも多くあります。アスリートでなくても、背が高いか低いか、体型は太いか細いか、若いか年を重ねているか、性別も違えば利き手も違い、血液型も違います。そういった意味では2人として同じ人はいないわけですが、さまざまな要素とは切り離して、私の理論では、この2タイプによるシンプルな位置づけがすべてです。

簡単にまとめると、うで体は目線を下げ、上体を低くし、つま先重心で、腰を丸めて力点から距離を取って力を入れます。一方のあし体は、目線を上げ、上体を高くキープし、かかと重心で、腰を反らせて力点の近くで力を入れるのです。

「かけっこ指導」の大間違い

ところで、よく子供のかけっこの指導や体育の授業などで**「腕を振って、足を高く上げて走るんだ」**というシーンを頻繁に見かけます。

ただ、これは私に言わせれば両立しません。

大きな腕振りを意識すべきなのはうで体の人、足を高く上げるのを意識すべきなのはあし体の人だからです。逆に、うで体はすり足気味で構いません。

こういった「指導法のズレ」は、至るところで起きています。たとえば、書店の「スポーツ」のコーナーを覗いてみましょう。さまざまな競技の練習法やトレーニング法を紹介した書籍が並んでいますが、「初心者向け」や「上級者向け」といったように、レベルによる違いはありますが、どんな人にも一律で同じように説明がされています。しかし、同じ練習法を実践しても、その人のタイプに合っていればめざましい技術向上が見込めますが、**タイプに合っていないと、「本に書いてある通りに一生懸命練習しているのに、なかなか上達しない」ということが起きてしまいます。**

これは、指導者と競技者の関係にも当てはまります。現役時代にすばらしい実績を残したうで体タイプの指導者がいたとします。当然、自分が競技者だった経験をもとに指導するわけですが、その経験はうで体の人にこそ効果的なもの。仮に競技者があし体タイプだったとしたら、指導者がどんなに熱心に指導し、競技者がどんなに熱心にその技術を身につけようとしても、いい結果に結びつくことはありません。

よく、指導者が合う/合わないといったことが聞かれますが、指導者の指導能力や競技者の理解力の問題はもちろん、体のタイプが違うことも理由にあると思っています。

不調が出やすい部位にも違いがある

ただ、結果がともなわないだけならまだいいほうで、もっとも起きてはならないのは、タイプに合わない体の動かし方を続けた結果、ケガや故障につながってしまうことです。最悪の場合、競技を続けることを諦めなくてはなりません。

第1章で、ソフトボールの上野選手や渥美選手が腰痛を抱えていたことに触れました。実は、うで体とあし体のタイプによって、体の不調が出やすい部位にも違いがあります。

うで体

- **肩こり、首の痛みに悩まされることが多い**
- **背中の左側が張りやすい**
- **左のお尻が固くなりがち**
- **体の左側をケガしやすい**
- **胃もたれしやすい**

すべては骨盤のゆがみと、背骨の弯曲に起因しています。体の左側が引っ張られている状態なので張りやすく、筋肉が弛緩できないのでケガにつながりやすいわけです。

あし体

●腰の痛みに悩まされることが多い
●背中の右側が張りやすい
●右のお尻が固くなりがち
●体の右側をケガしやすい
●坐骨《ざこつ》神経痛になりやすい

こちらは基本的に反り腰の状態が長く続くため、腰周辺に痛みやずっしりとした重さを感じるケースが多く現れます。

●コラム●

うで体・あし体はいつ決まる？

私は1966年生まれです。還暦という節目が近づいてきています。同時に、実は少し前におじいちゃんになりました。

かねて、私は「27才」頃まではうで体とあし体のタイプは変化する可能性があると言ってきました。子供の頃は骨や関節が柔らかいため変化が多く、かつ27才頃までは少しながらも体の成長が続いているからです。

一方、お腹の中にいる赤ちゃんは、背中を丸めていることが多く、生まれたあとも抱っこされているときは猫背。そのため、うで体タイプだとしていました。

ところがです。孫と、同時期に生まれた他の赤ちゃんを見ていると、どうもそこに「？」が浮かびました。**赤ちゃんがよくする指しゃぶりや、少し成長してからの寝返りの方向に、左右のかたよりがある**のです。しかも、2人の赤ちゃんはそれが反対。つまり、赤ちゃんの頃からすでに、鴻江理論の基礎である骨盤のゆがみや背骨の弯曲などがあるのではないかと考えました。

もちろん、先述したように体の成長とともに変化していくわけですが、**幼少からタイプに合った体の動かし方を教えてあげられれば、運動するときの「コツ」をよりつかみやすくなる**と思っています。

子供が運動嫌いになる理由は、「うまくできない」というのが大半だと思います。もちろん、子供によって得意不得意はあるでしょうし、運動を無理強いする必要はありません。それでも、「うまくできた！」という経験をさせてあげられれば、もしかしたら、運動好きな子供を増やせるかもしれません。

第3章

うで体・あし体を見分ける7つのポイント

自分で簡単にチェックできる

ここまでの説明で、鴻江理論というものがどういうものか、ある程度理解してもらえたと思います。繰り返しになりますが、重要なのは、「自分の体のタイプに合った動きをする」ことと、「合っていない動きは避ける」ということです。

その実行のためには、自分の体がどちらのタイプに当てはまるかをしっかりと見極めなくてはなりませんが、自分で簡単にチェックする方法はあります。

まずは、**シンプルに自分の体を鏡で見てみる**ことです。軽く肩や腰をまわしたり、手足をブラブラしたりして、全身の力を抜いてリラックスした状態で鏡の前に立ちましょう。

両肩のラインはどちらに傾いているか、手の位置は左右どちらが上がっているかを見ることで、肩の傾きが確認できますね。正面からだけでなく、家族に背中側から肩の位置を見てもらうことにも意味があります。また、へそがどちらを向いているかで、骨盤の開き（＝どちらの腰骨が前に出ているか）がわかります。

それ以外にも、たとえば、**無意識に足を組んだとき右足を上にする人はうで体。左足を上にする人はあし体**です。また、**後屈が得意なのがうで体。前屈が得意なのがあし体**といった具合に見分けることができます。

ただ、そういった差異は人によってはごくわずかな場合もあります。そこで、自分がどちらのタイプかを見極めるための、**7つのチェックポイント**を紹介します。実際にやってみるのはもちろん、普段の生活ではどうしていたかを思い出してみてください。自分が当てはまるポイントが多いほうが、あなたの体のタイプということになります。

講演活動を行っていると、この「2タイプに分ける」ということに興味をもってくれる方が多くいます。漫然と「誰にでも通用する話」を聞くよりも、自分ごととして捉えられるようです。

イスの座り方は？

Check 01

「浅く座る」なら うで 体

背もたれに背中をあずけ、座ったときにも背中が丸まった状態を維持できる姿勢を好む。

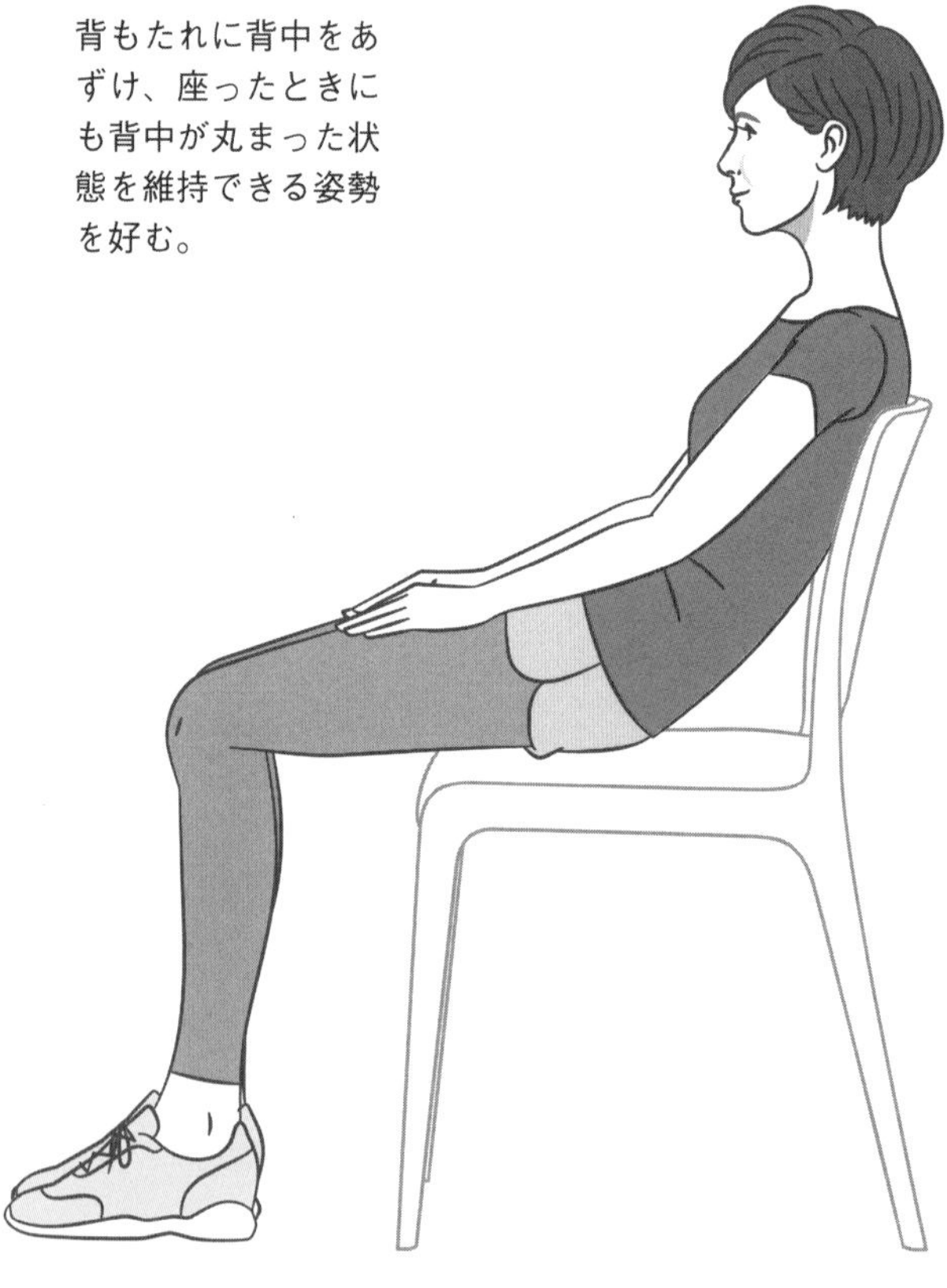

「深く座る」なら あし 体

会議や面接など、緊張して姿勢を良くしないといけないときとは別で、無意識のときには、どのようなに座り方がリラックスできるでしょうか？　少しだらしなく見えますが、浅く座って、背もたれに背中をあずけるほうが心地いいならうで体。逆に深く座ってせすじを伸ばすのがあし体です。

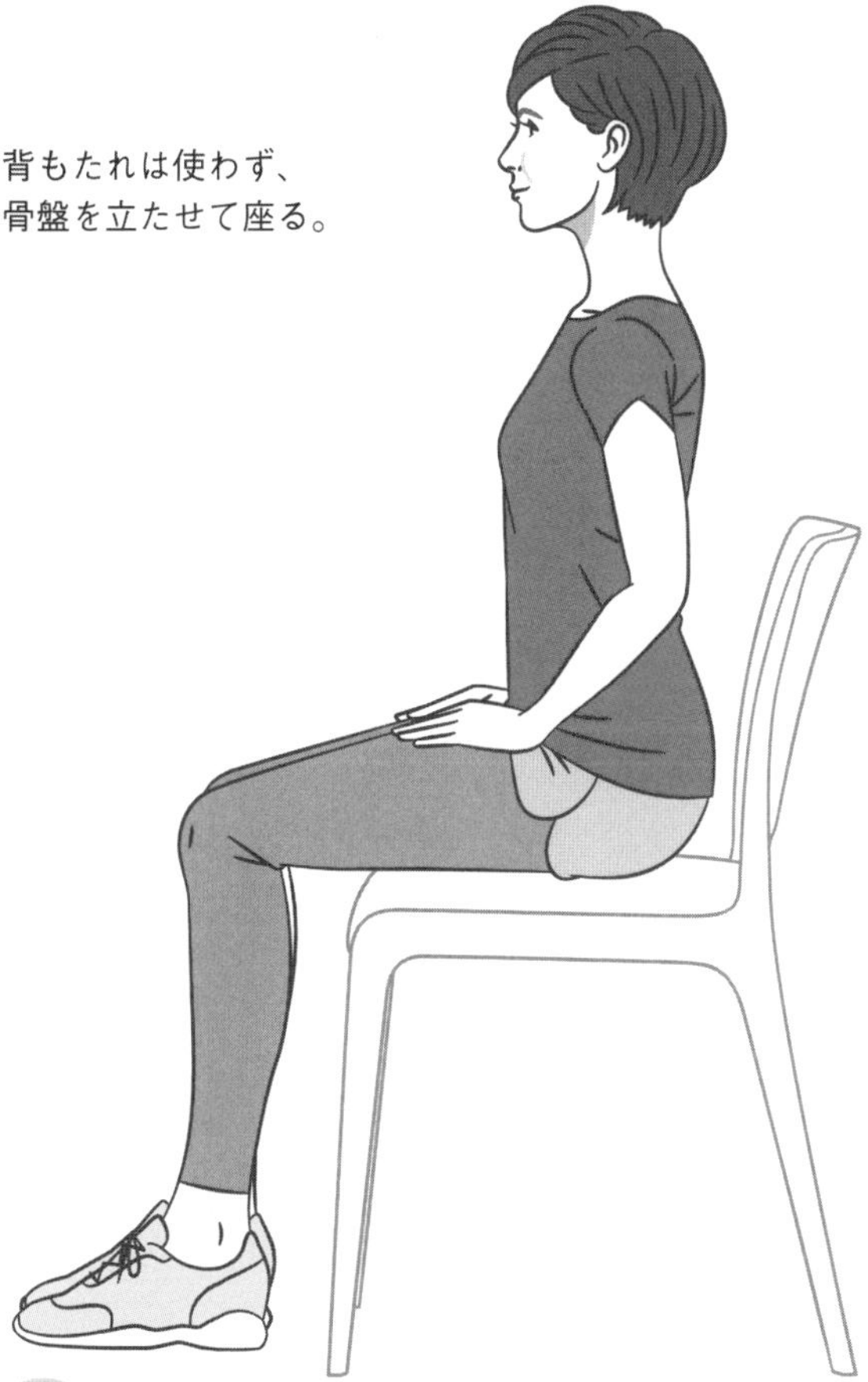

背もたれは使わず、
骨盤を立たせて座る。

イスから立つときは？

Check 02

「膝に手をつく」なら うで 体

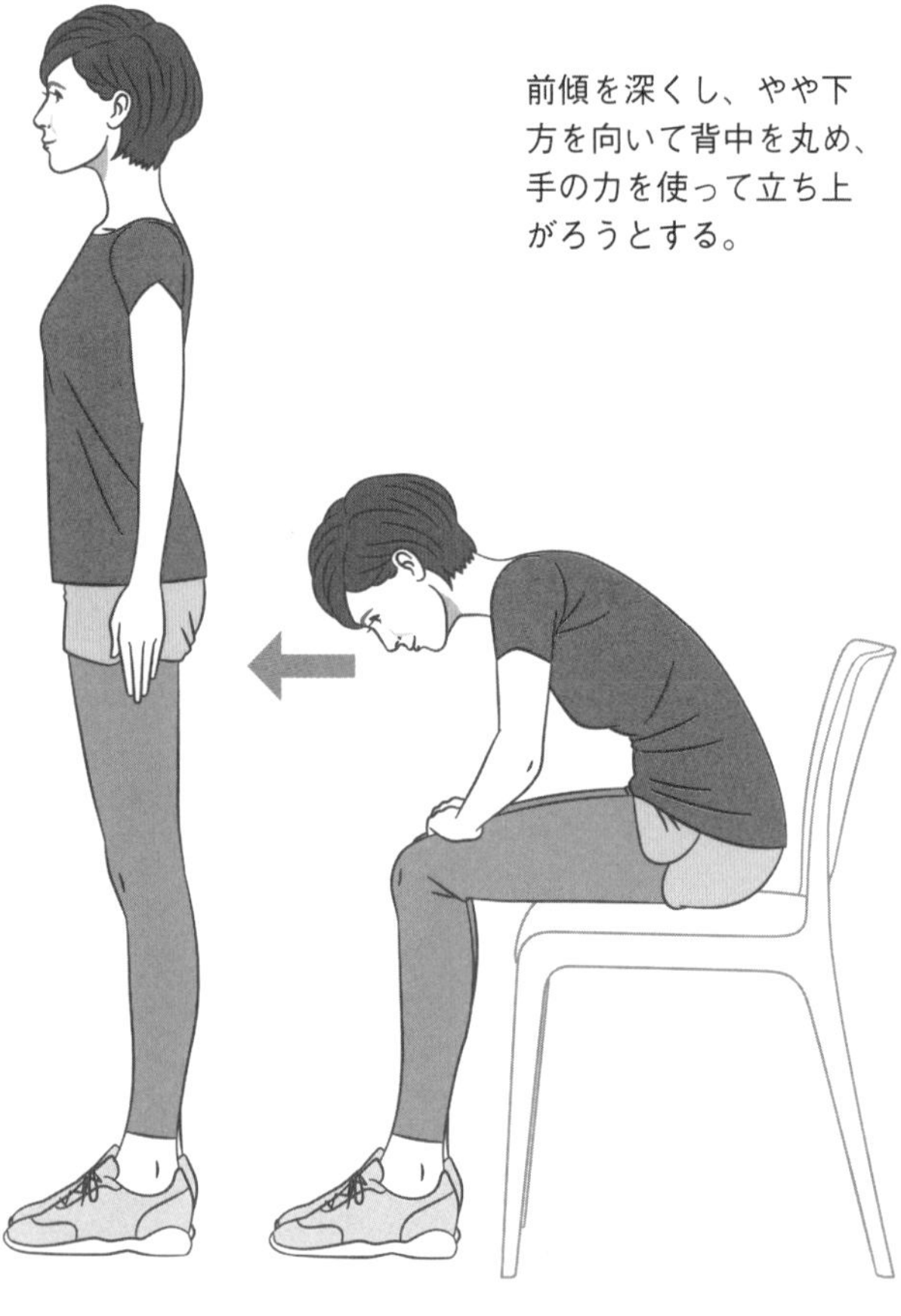

前傾を深くし、やや下方を向いて背中を丸め、手の力を使って立ち上がろうとする。

イスに腰の角度が直角になるように深く腰かけた状態から、余計な力を入れずに立ち上がってみましょう。膝や太ももに手をつくなどしないとバランスを崩すような感覚のある人は、うで体です。一方、あし体の人はかかとに重心があるため、手の支えなどを必要としません。

「そのまま立ち上がる」なら あし体

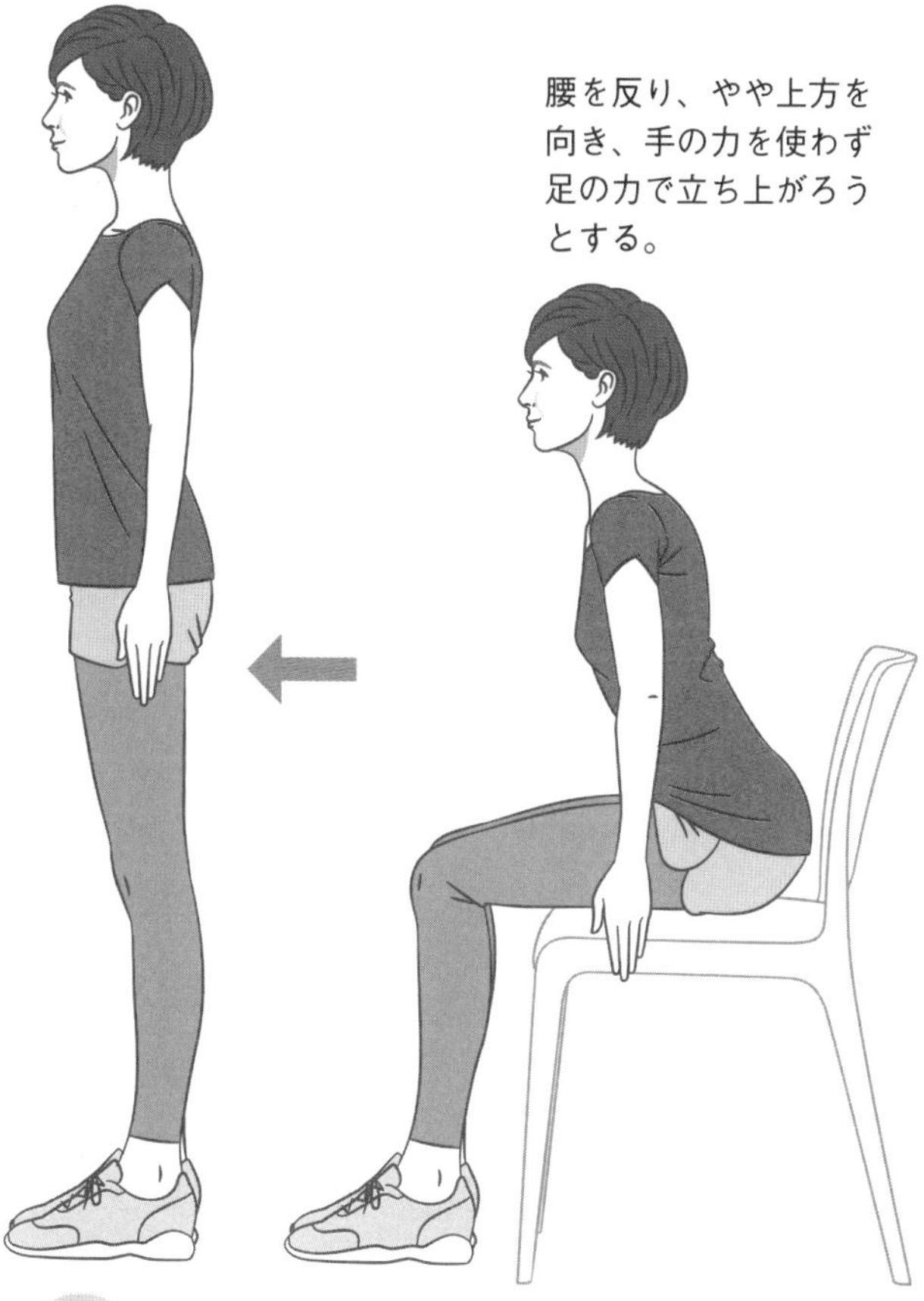

腰を反り、やや上方を向き、手の力を使わず足の力で立ち上がろうとする。

つま先立ちしたときのバランスの取り方は?

Check 03

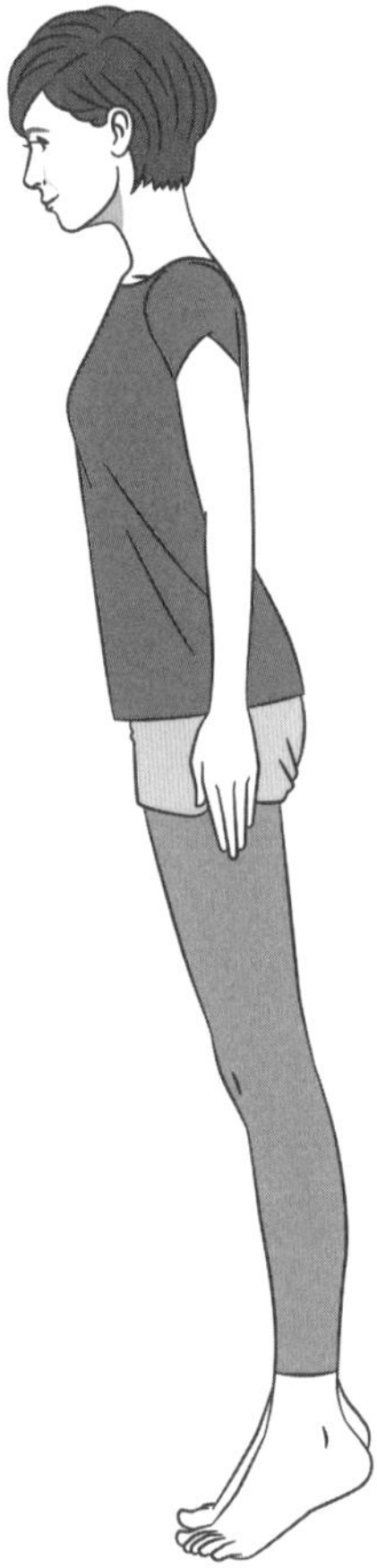

つま先重心のため、つま先の上方に頭をもってきて、やや下方を向いてバランスを取る。

「前傾してバランスを取る」なら うで 体

うで体とあし体の大きな違いは、重心が体の前寄りにあるか、うしろ寄りにあるか、です。したがって、あえてバランスを取らないといけない状態にすることで、目に見えない「重心」の位置を確かめることができ、タイプを判別することができます。

あし体 「体を反らせてバランスを取る」なら

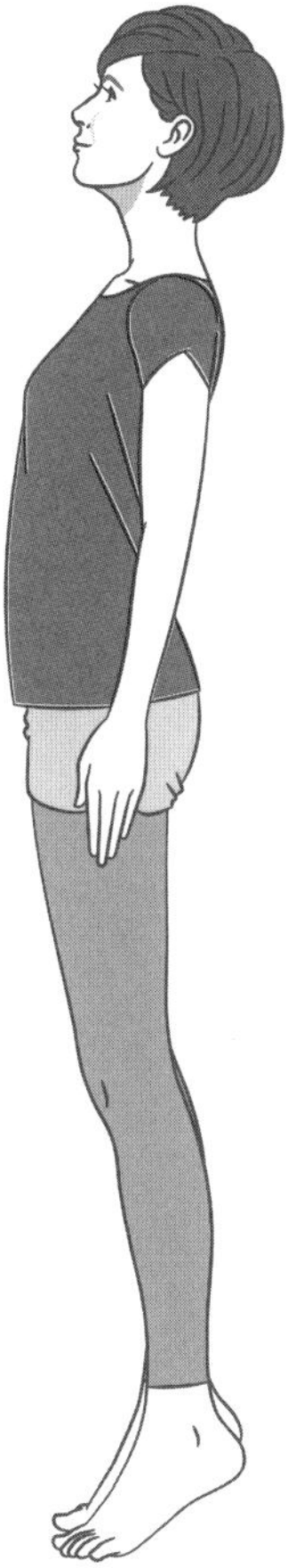

かかと重心のため、体をうしろに反らせてやや上方を向き、バランスを取る。

重い物を持ち上げるときは？

Check 04

腰を曲げることでつま先重心になり、同時に懐が深くなることで腕を使いやすくなる。

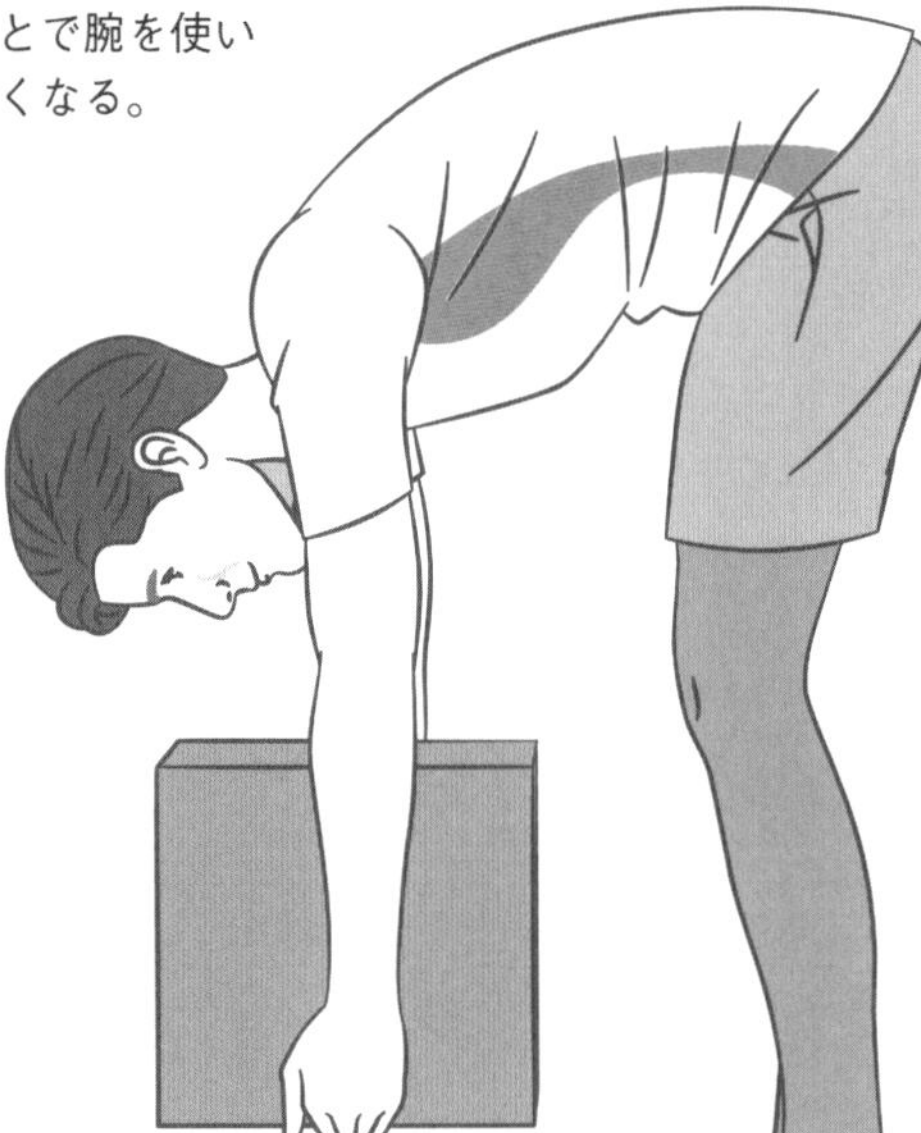

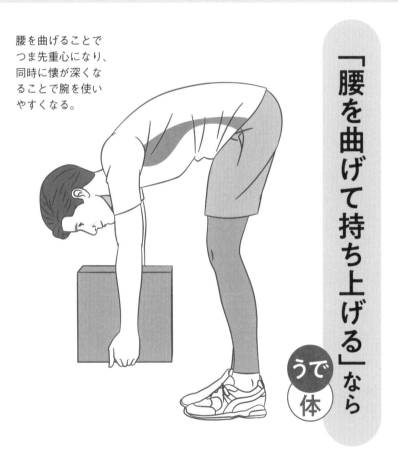

「腰を曲げて持ち上げる」なら うで 体

体にグッと力を込めて、重い物を持ち上げる。そんなときには、体は無意識に力が入るやり方を実践しています。見極めのポイントは、腰の角度と足の使い方です。

「腰を落として持ち上げる」なら あし体

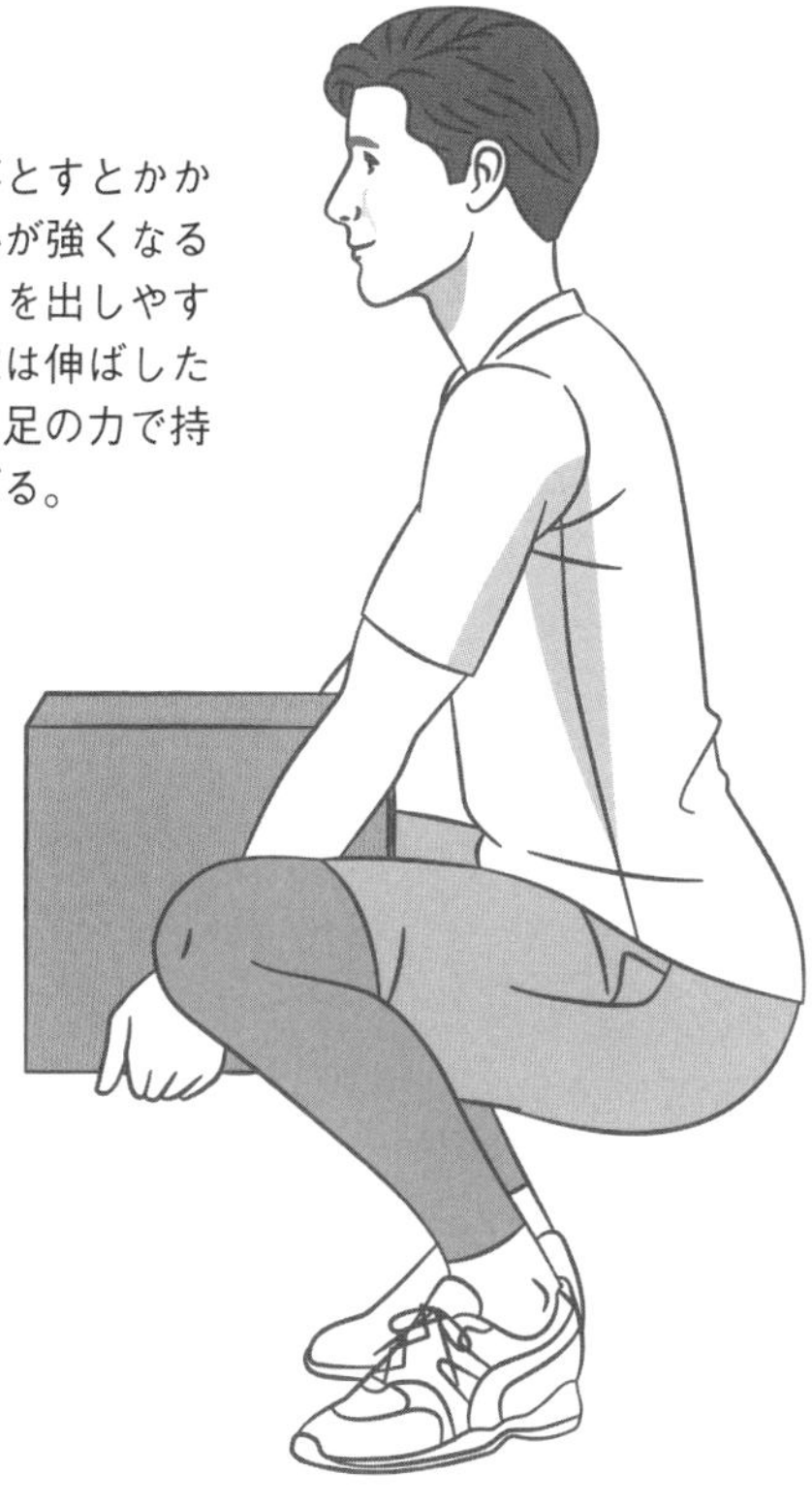

腰を落とすとかかと重心が強くなるため力を出しやすい。腕は伸ばしたまま、足の力で持ち上げる。

壁を押すときは?

Check 05

「腕を伸ばして頭を下げる」なら

うで 体

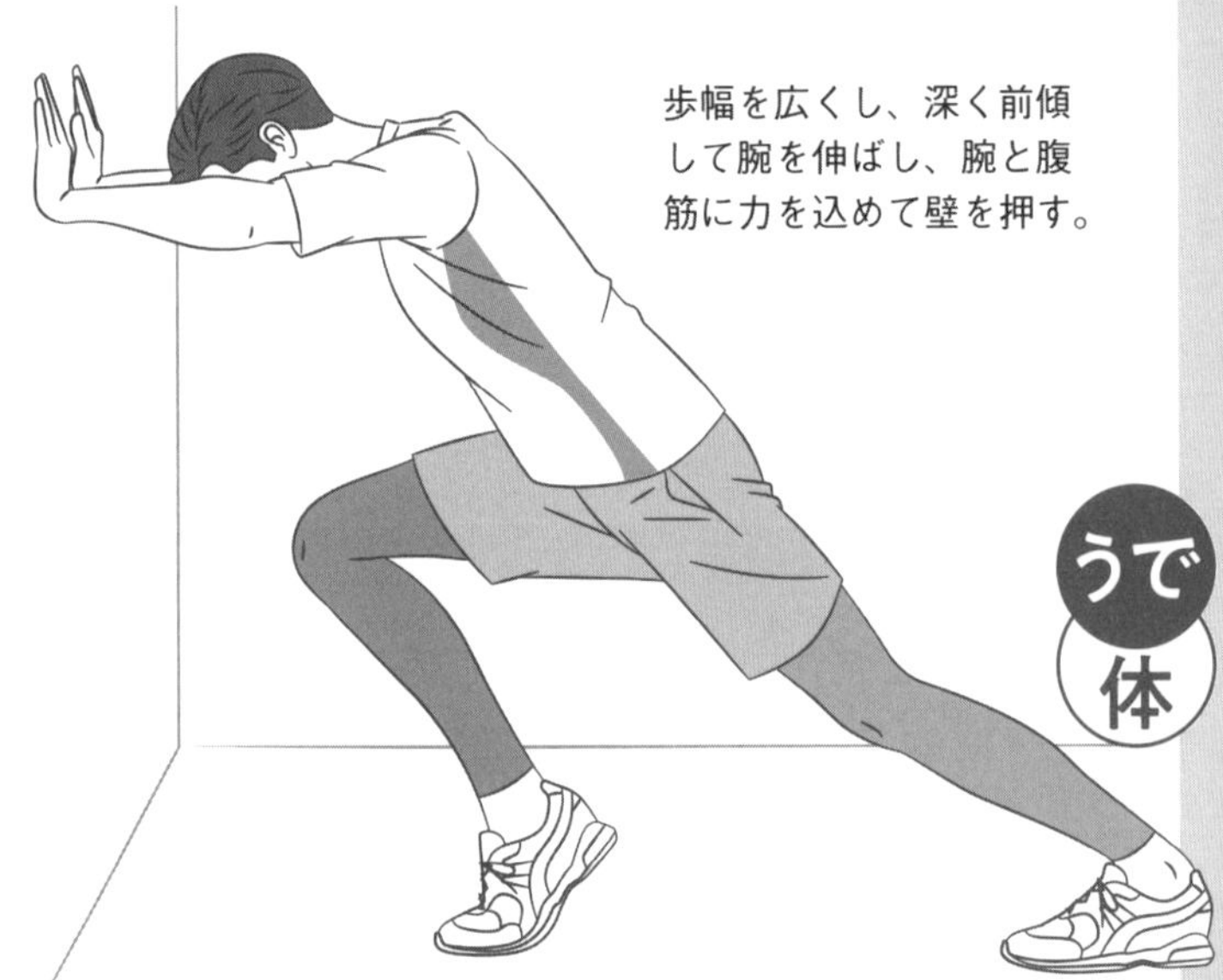

歩幅を広くし、深く前傾して腕を伸ばし、腕と腹筋に力を込めて壁を押す。

重い物を持ち上げるときと同様、本能的に体に力を込めやすい姿勢は、タイプに合っている体の動かし方と言えます。うで体の押し方は腹筋をメインに使い、あし体の押し方は背筋をメインに使っています。

「胸を近づけて頭を上げる」なら あし体

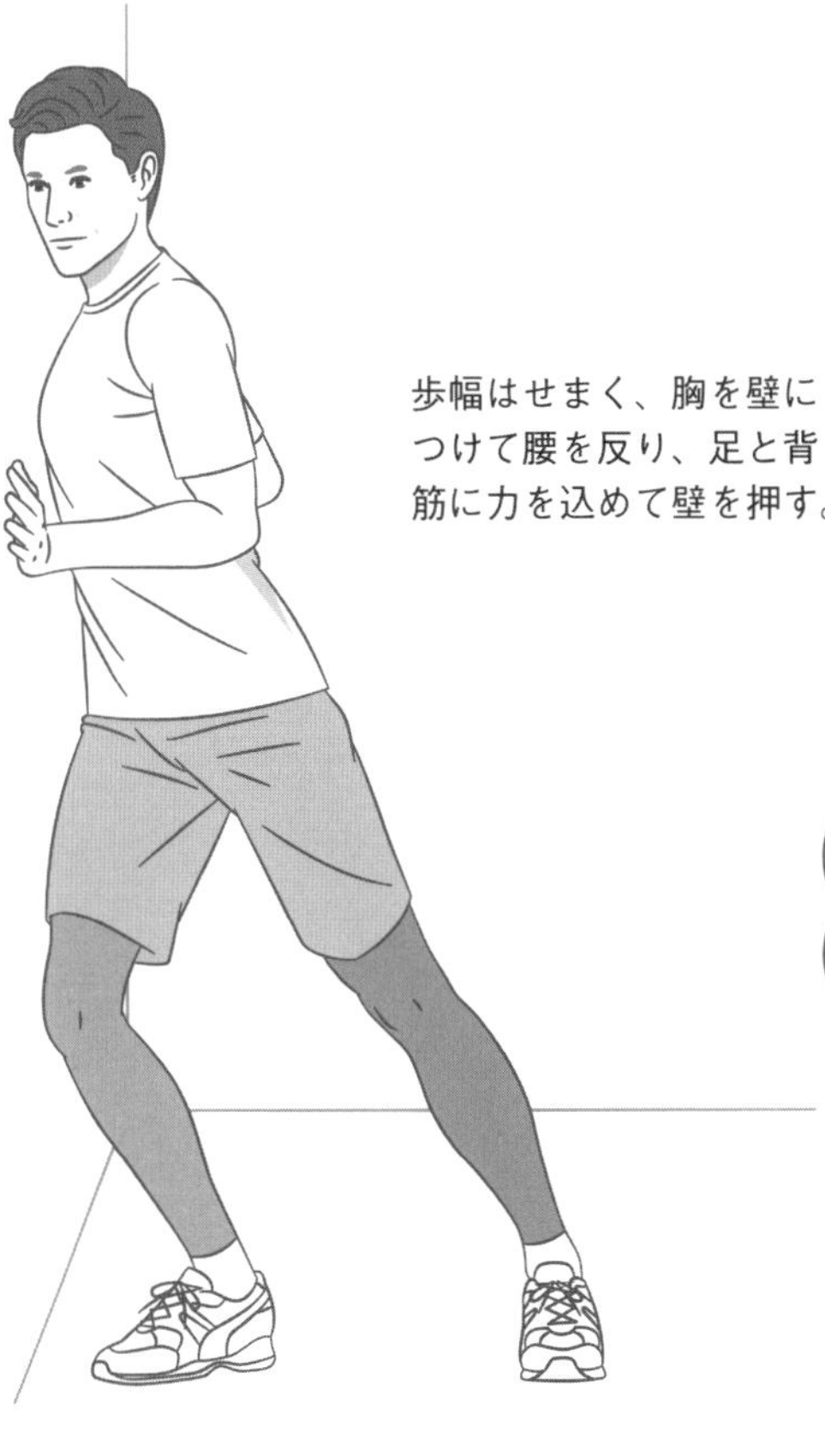

歩幅はせまく、胸を壁につけて腰を反り、足と背筋に力を込めて壁を押す。

つな引きの姿勢は？

Check 06

うで
体

「腰を曲げて頭を下げる」なら

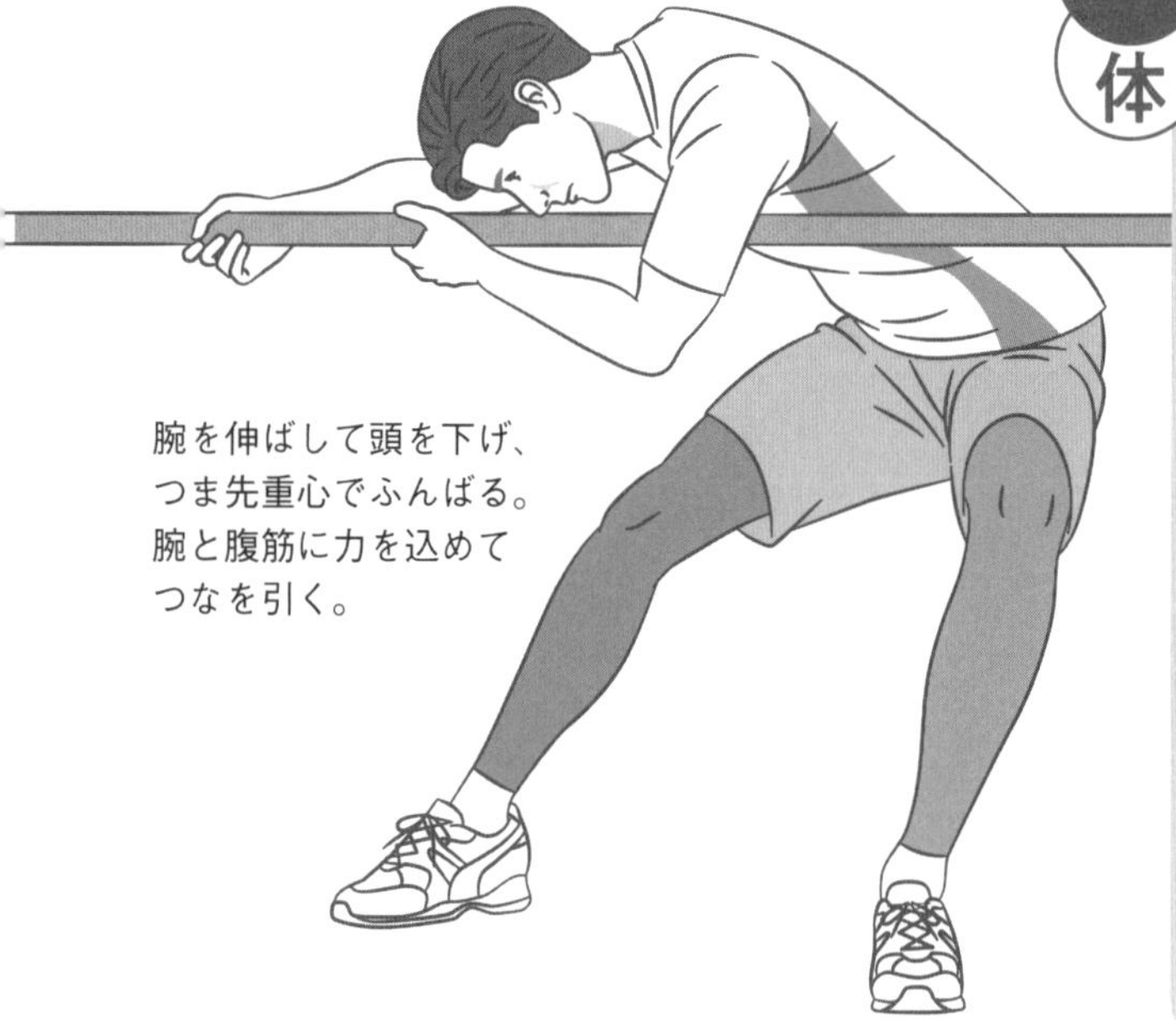

腕を伸ばして頭を下げ、
つま先重心でふんばる。
腕と腹筋に力を込めて
つなを引く。

前項の「押す」ときとは正反対ですが、「引く」力を使うときにも、タイプによる傾向が出やすくなります。子供時代以来、つな引きをやっていないという人もいるでしょう。家族や友人に手伝ってもらい、お互いの腕を引っ張り合う姿勢を見ることでも判断できます。

「背中を反らせて頭を上げる」なら

あし
体

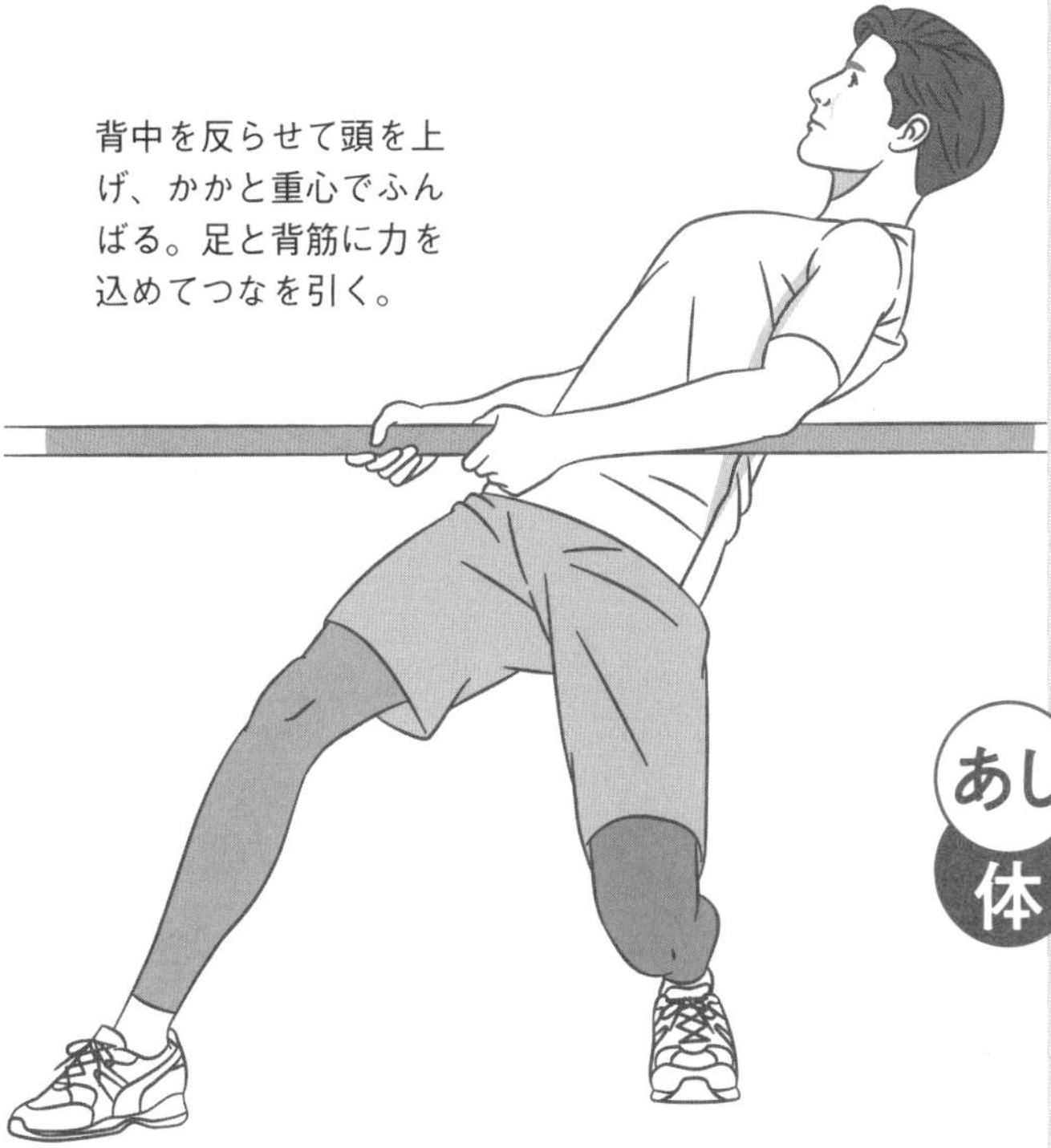

背中を反らせて頭を上げ、かかと重心でふんばる。足と背筋に力を込めてつなを引く。

スムーズな
腕まわしの方向は？

Check 07

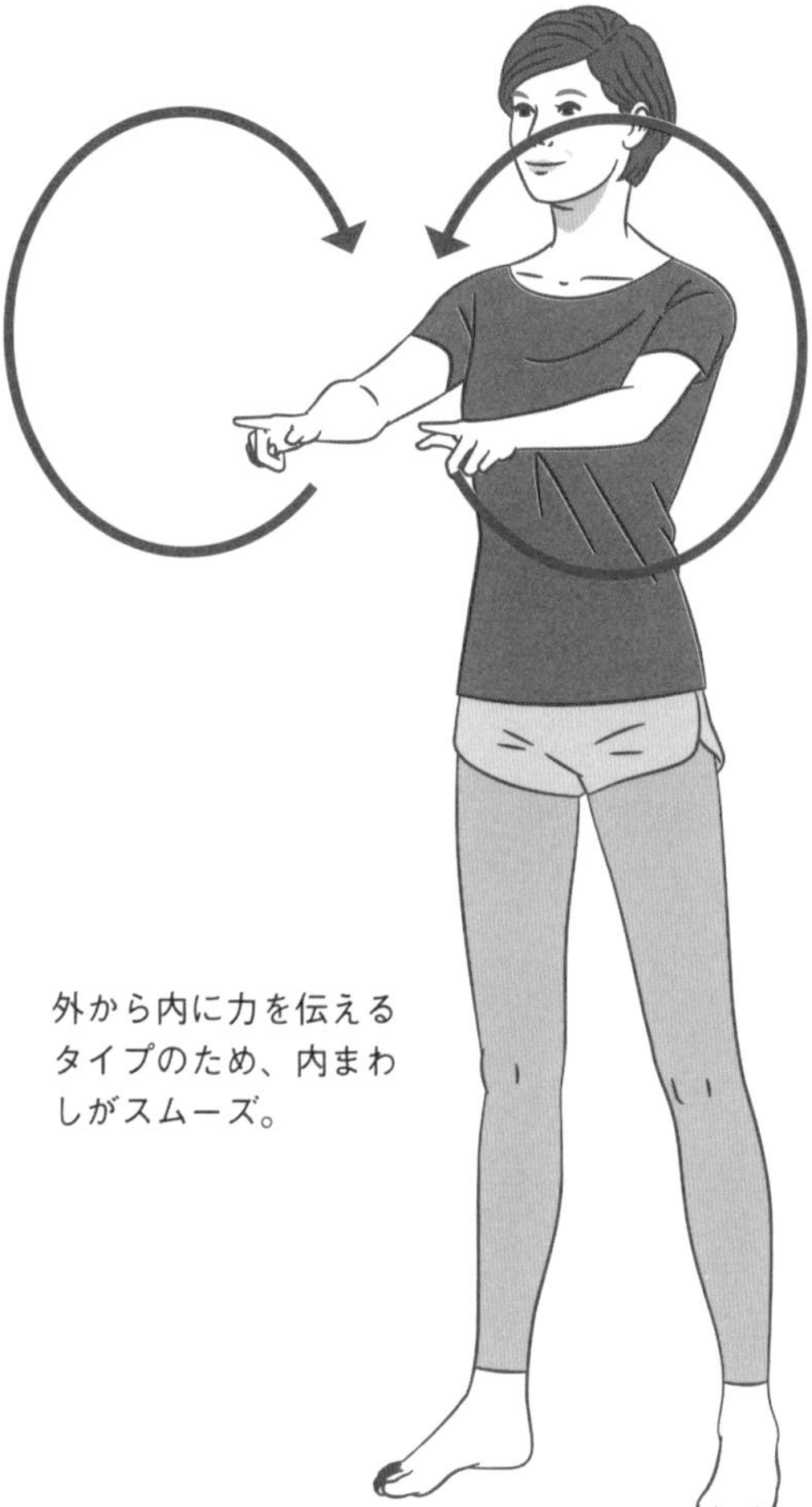

「内まわし」なら
うで
体

外から内に力を伝える
タイプのため、内まわ
しがスムーズ。

両手を体の正面で肩の高さまで上げ、内まわしと外まわし、どちらがスムーズに腕を動かせると感じるでしょうか。動かしやすい方向で、うで体かあし体かを判断できます。

「外まわし」なら あし体

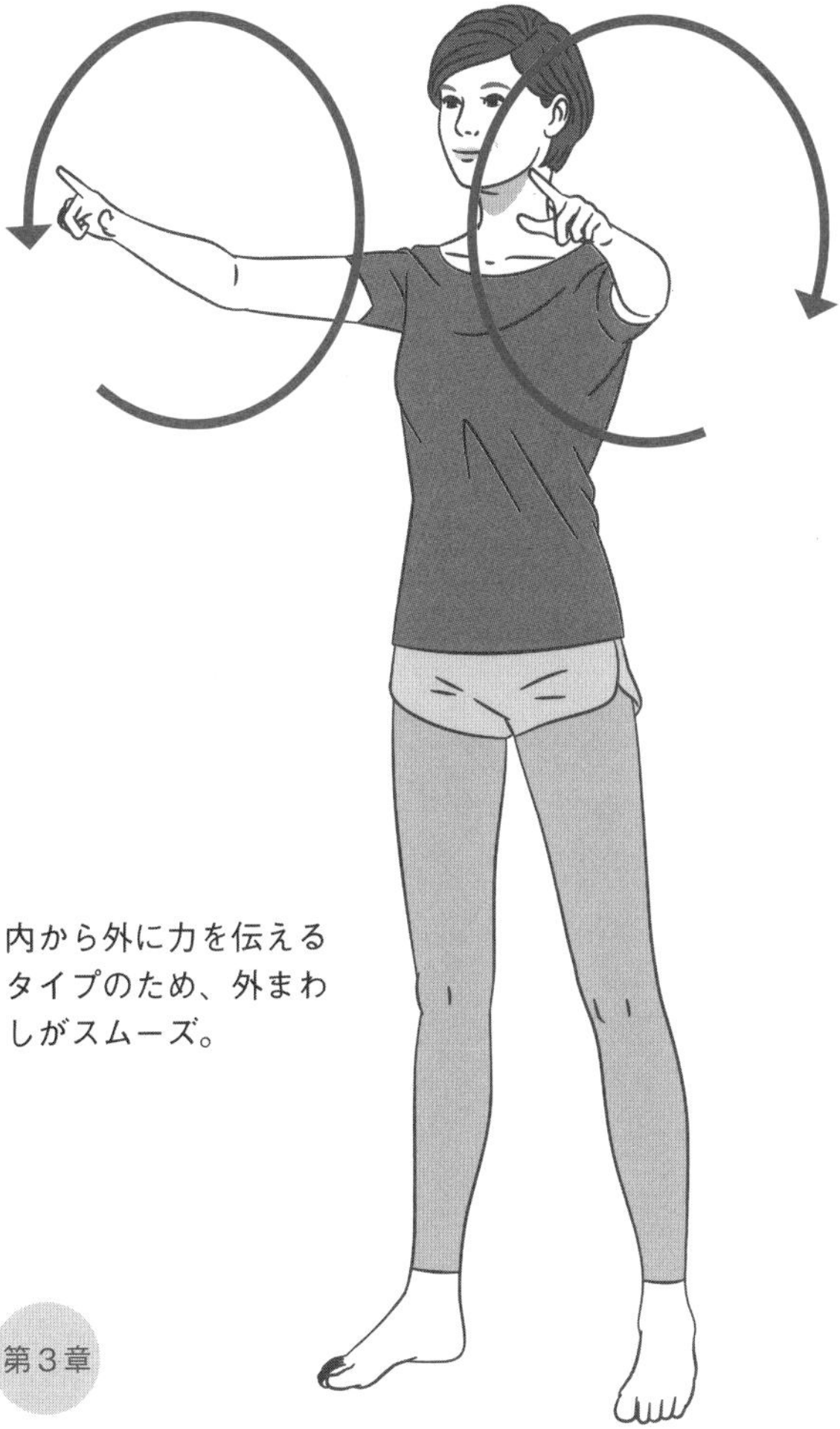

内から外に力を伝えるタイプのため、外まわしがスムーズ。

●コラム●

犬と猫にもうで体とあし体がある？

とある愛犬家の知り合いと話していたときのことです。

その人が「そういえば、うちの犬は寝るときいつも同じ方向を下にしていますね」と言っていました。動物も人間と同じで、骨格があり、そのまわりを筋肉や脂肪が包んでいます。以前、ゴリラに利き腕があるというニュースを見たことがありますが、もしかしたら人間と同様、体にクセがあってもおかしくありません。

となると、「猫背」というくらいですから、猫はやっぱり猫背型で前足始動のうで体でしょうか。猫は前足の爪を研ぎ、犬はうしろ足で砂をかけますからね。

と、もちろんここまでは笑い話ではありますが、もし動物もタイプに分けられるようなら、動物の「身のこなし」から学べる体の動かし方もありそうです。

第4章

タイプ別「体の動かし方」基礎編

高価な道具も時間も不要

さて、自分がうで体とあし体のどちらのタイプか、確認できたでしょうか。アスリートたちへの対応は、このタイプに合わせて行っています。野球やソフトボールならば投球動作や打撃フォーム、ゴルフならアドレスやスイングを調整していきます。

しかし、私はそういった「プレー中」のことだけでなく、トレーニングはもちろん日常生活についてもタイプに沿った体の動かし方をアドバイスしています。競技中のハイレベルな部分は一般の人にはマネできないかもしれませんが、普段の生活であれば簡単に取り入れることができるでしょう。

そこで、この第4章と次の第5章では、うで体とあし体のそれぞれのタイプに合った体の動かし方を、基礎編と発展編として、「日常生活」のよくあるシーンを切り取って解説します。うで体タイプの人は右ページを、あし体タイプの人は左ページを読んでもらえれば、自分が普段の生活でどんなことを気にかけるべきか、簡単に理解してもらえると思います。
さらに余裕がある人は、「自分とは反対のタイプ」のページを読むことで、自分の体に合わないことを覚えてもらってもいいかもしれません。ここまで書いてきたように、合わない体の動かし方をしていれば、ケガや痛みにつながります。日常生活では、小さな疲労感となって蓄積されてしまいます。

難しいトレーニング理論を勉強したり、高価な道具を買いそろえたりする必要はありません。わざわざ時間を作ってジムに通ったりする手間もかかりません。

ほんの少しだけ意識するポイントを設けるだけで、普段感じているちょっとした不調が解決するだけでなく、元気な未来に近づきます。ぜひ今日から、できることから始めてみましょう。

手を握って歩くうで体、パーで歩くあし体

Point 01

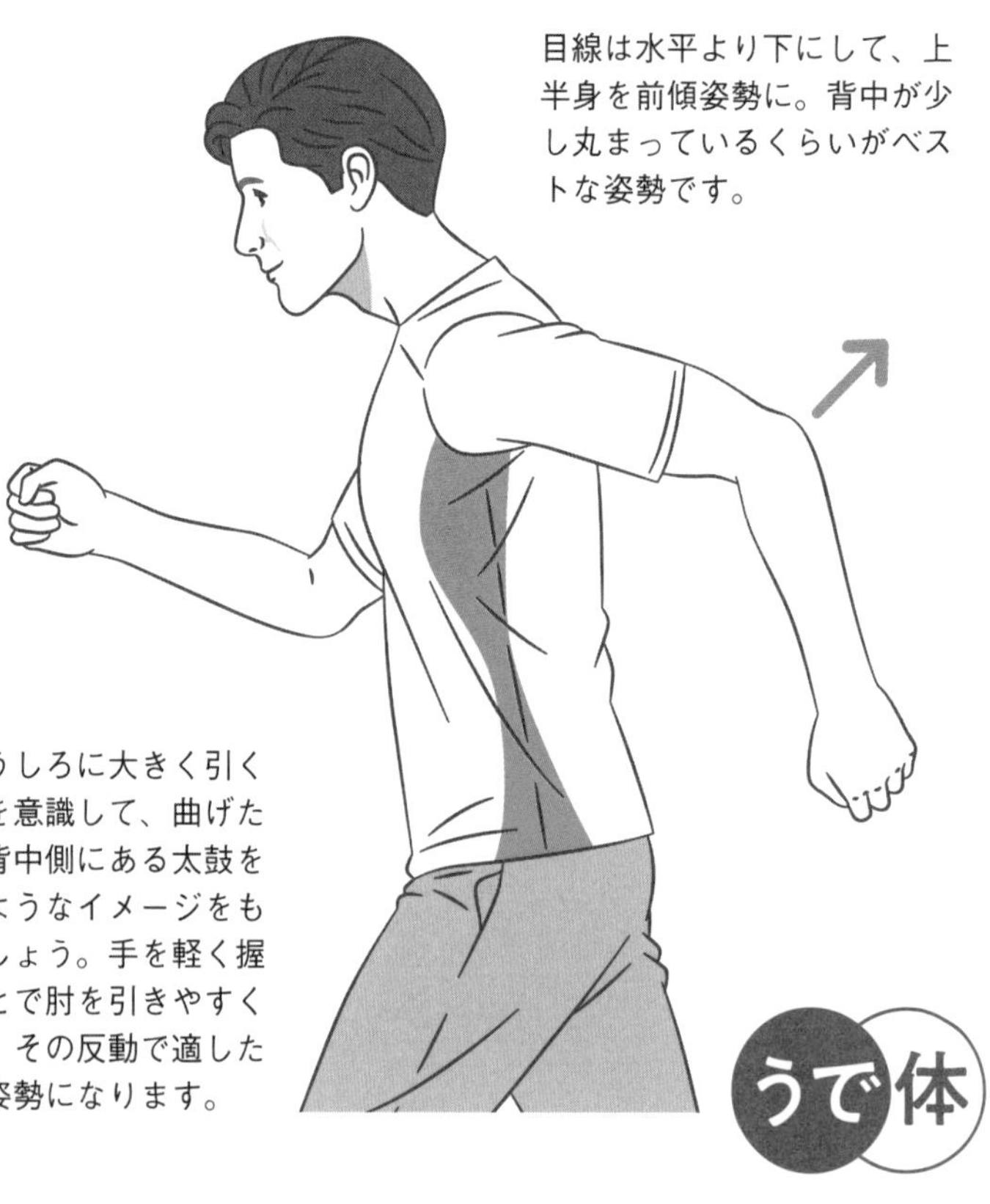

目線は水平より下にして、上半身を前傾姿勢に。背中が少し丸まっているくらいがベストな姿勢です。

腕をうしろに大きく引くことを意識して、曲げた肘で背中側にある太鼓を叩くようなイメージをもちましょう。手を軽く握ることで肘を引きやすくなり、その反動で適した前傾姿勢になります。

日常生活を送る上で、歩くことは欠かせません。健康増進のために「まずは歩こう」と考える人も多いでしょう。歩行は心にも作用し、ストレス解消にも役立つと言われています。しかし、無意識にできることだからこそ、普段の歩き方にまで気を使っている人はそういません。歩く際の上半身の意識のポイントは目線の位置と腕の振り方です。

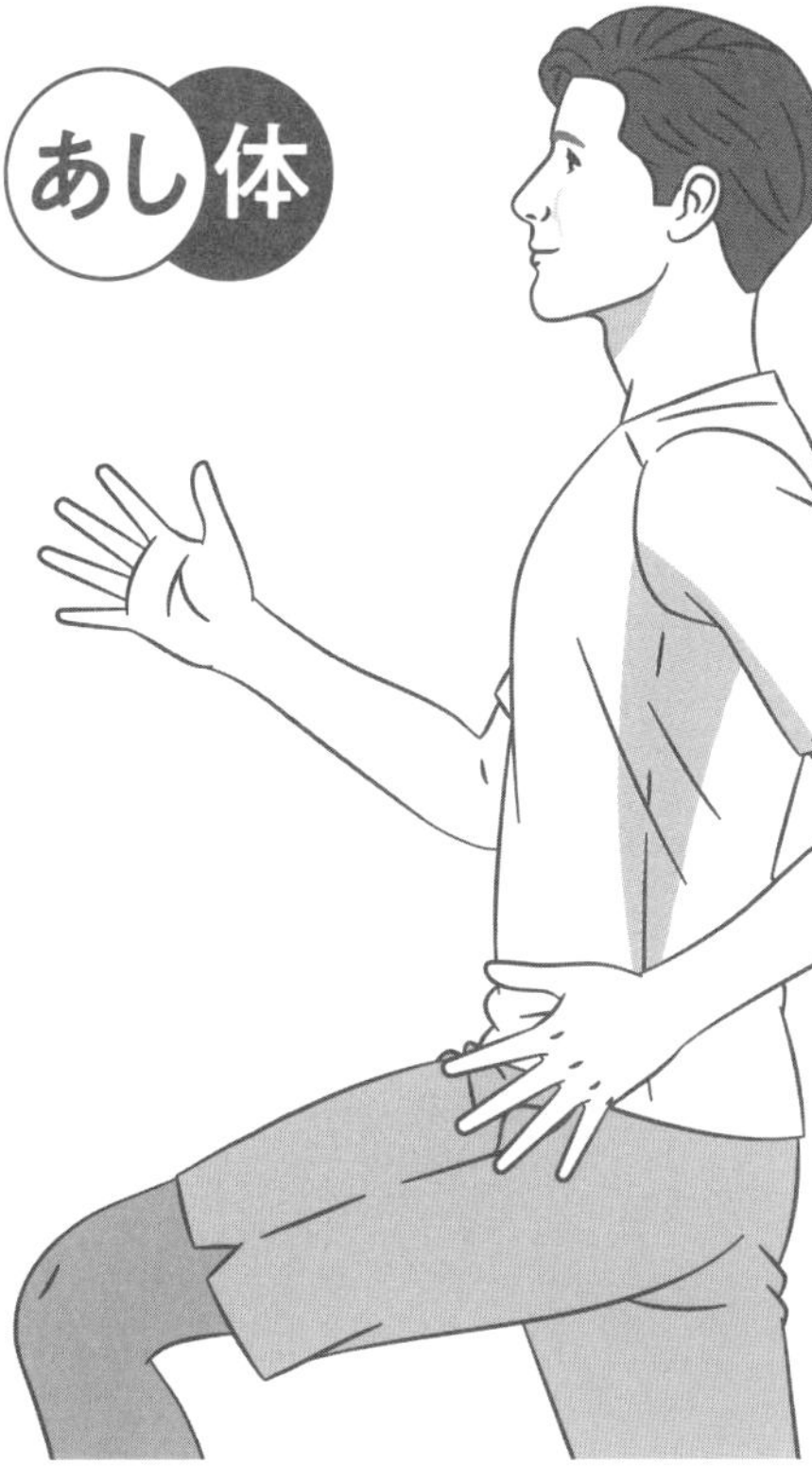

目線はやや上を向き、胸を張って腰から背中、頭までがまっすぐになるようにします。背中を壁に押されているイメージで歩くと姿勢をキープできます。

腕を体の前で、前方に押し出すように振ることを意識します。上半身、とくに肩や腕に余計な力が入らないよう、手は脱力を意識しつつパーにします。

やみくもに足を上げるのは×

Point 02

うで 体

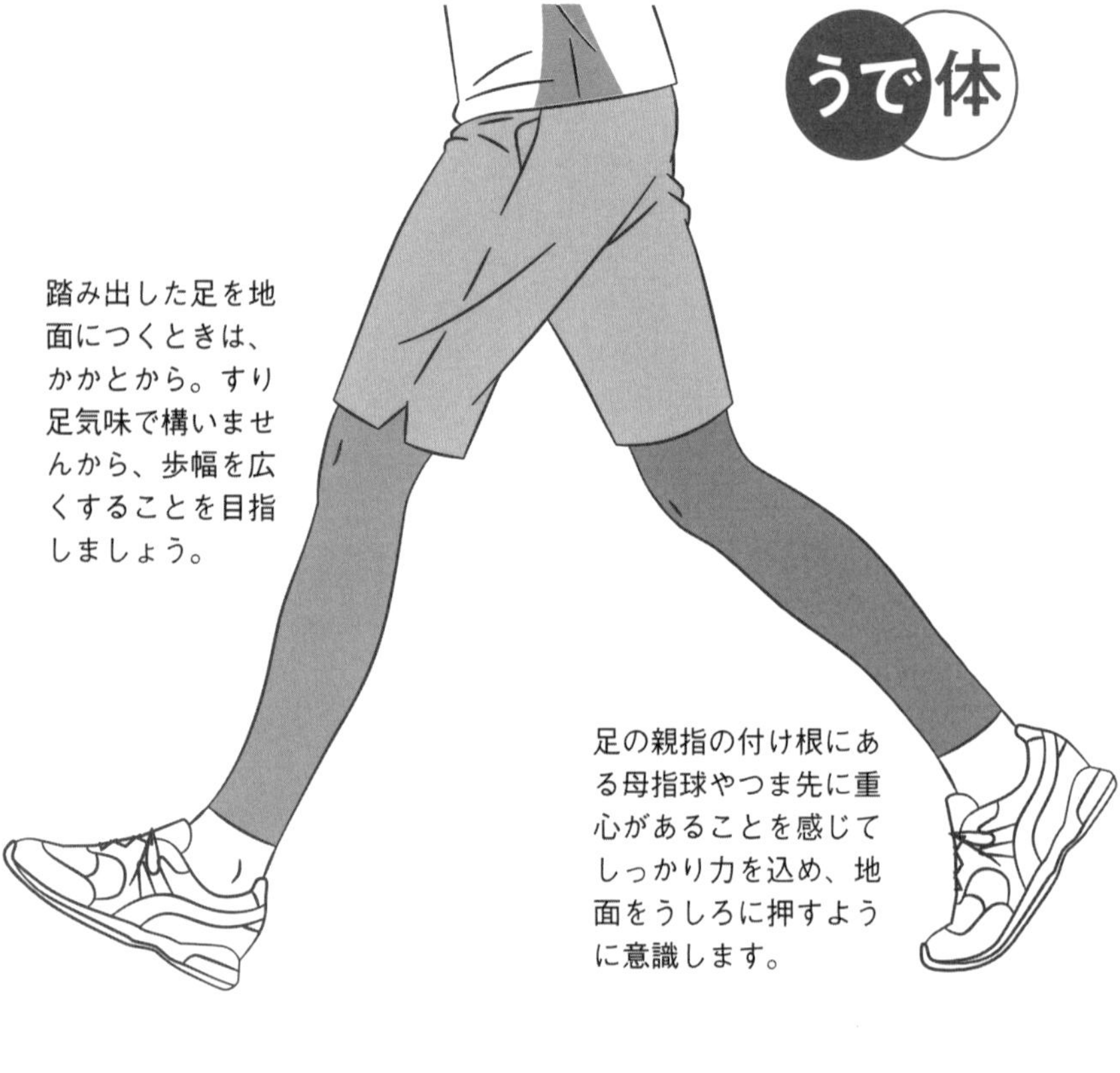

踏み出した足を地面につくときは、かかとから。すり足気味で構いませんから、歩幅を広くすることを目指しましょう。

足の親指の付け根にある母指球やつま先に重心があることを感じてしっかり力を込め、地面をうしろに押すように意識します。

加齢とともに筋肉が衰え、足が上げられなくなったり、歩幅が狭くなったりします。とくに下半身の衰えは、ちょっとした段差につまずいてしまったりと、重大なケガにつながりかねません。だからといって、すべての人がやみくもに足を高く上げ、広いストライドで歩けばいいわけではありません。「高さ」か「広さ」か、タイプによって優先順位が異なります。

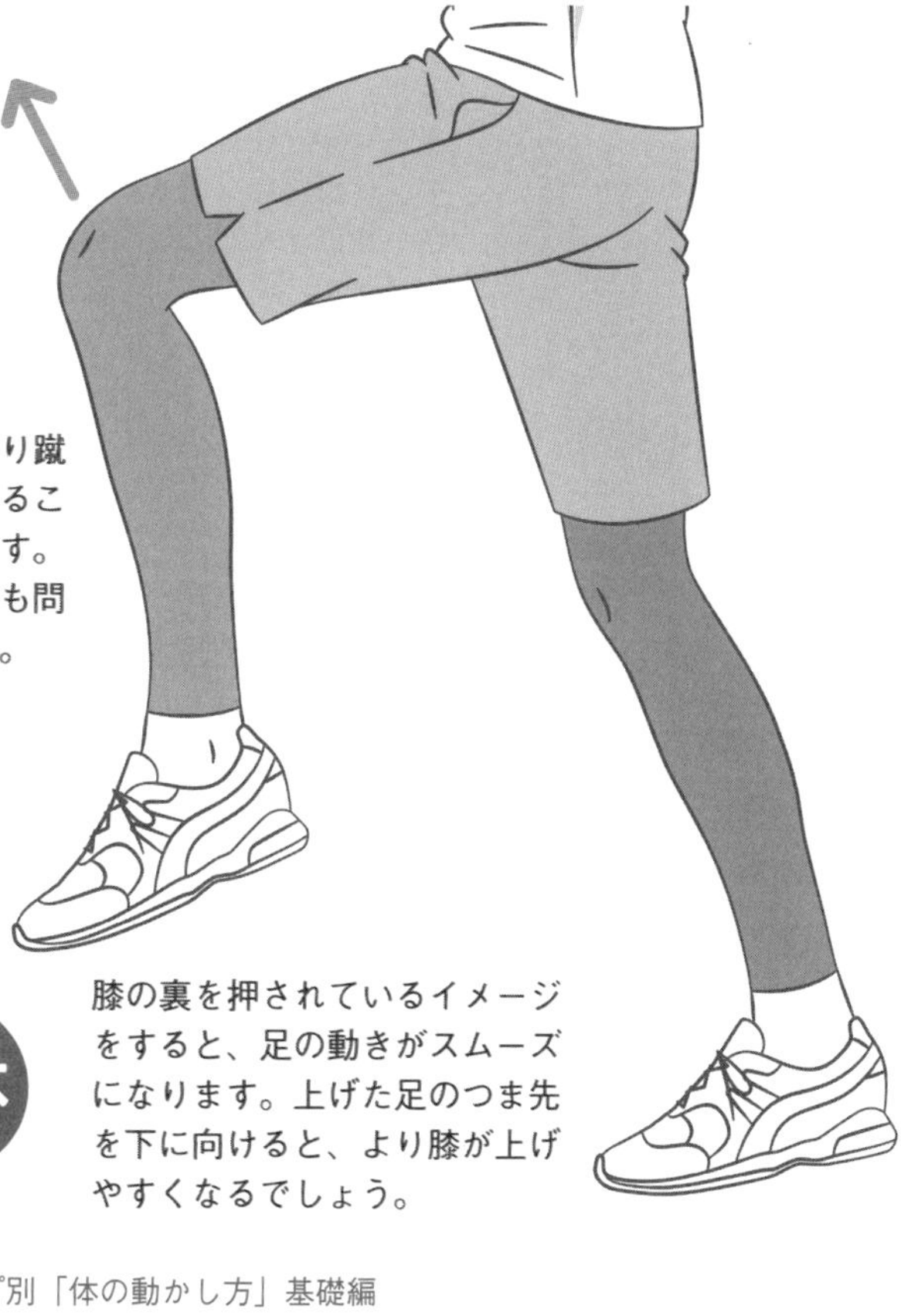

地面をしっかり蹴って膝を上げることを意識します。歩幅は狭くても問題ありません。

膝の裏を押されているイメージをすると、足の動きがスムーズになります。上げた足のつま先を下に向けると、より膝が上げやすくなるでしょう。

あし体

足取りを軽やかにする「くつ選び」

Point03

チェック！

最近は親指とほかの４本の指が分かれた「足袋《たび》型」のくつ下が流行しているそうです。うで体には、この足袋型がおすすめ。母指球に体重をかけやすくなります。対して、あし体のおすすめ

64ページで紹介したように、つま先を上げてかかとから着地するのが理想の歩き方。そのため、くつ紐をきつめに結んで、足が抜ける感覚がないよう、全体がホールドされるようにしましょう。

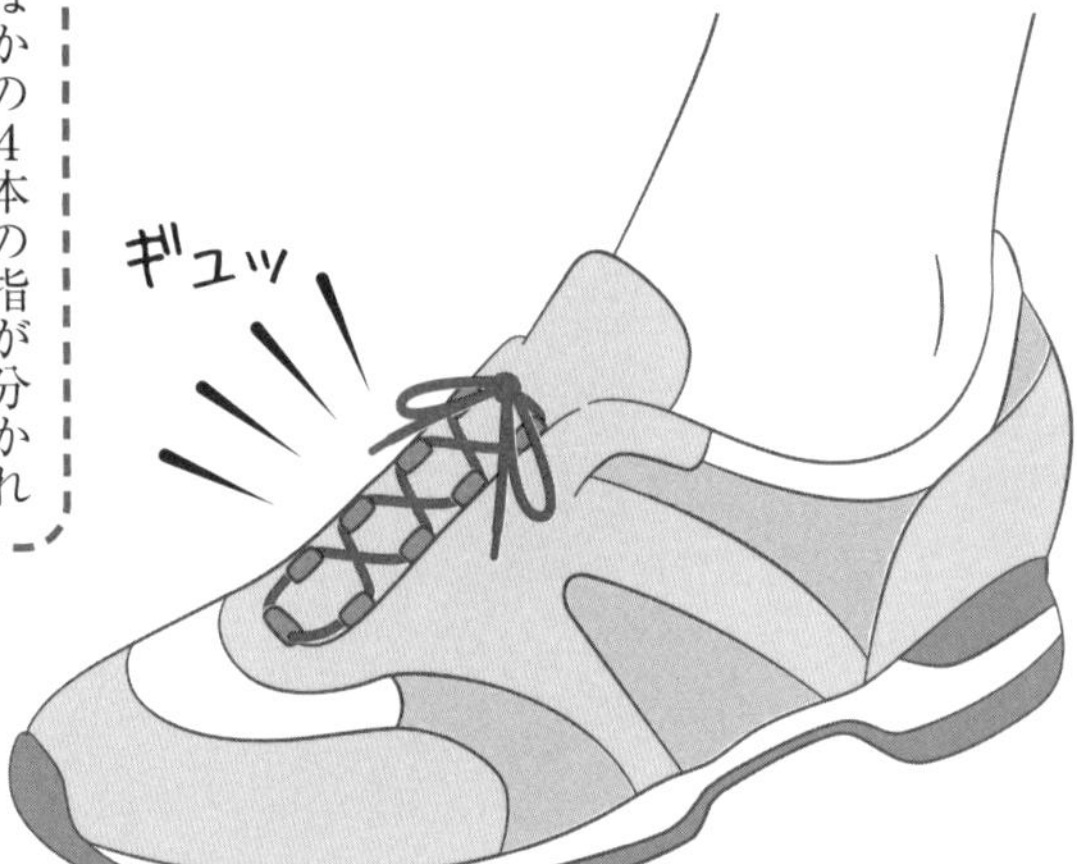

前傾姿勢で母指球やつま先で押し出すように歩くためにも、かかと部分のサポートは必須。くつ底が厚く、女性の場合はヒールが少し高めでも問題ありません。

うで体

「おしゃれは足元から」というのはファッションの常識でしょう。お気に入りのくつを履けば、自然と足取りも軽くなりますよね。普段使いのものから、ちょっとした運動時のスニーカーに、ビジネスシューズまでシーンによって私たちはさまざまなくつを履き分けています。ここでは、くつの「選び方」と「履き方」を案内します。

は、地面をしっかり捉えられる5本指タイプです。また、うで体はくるぶしが隠れるソックス、あし体はくるぶしが出るソックスを選びましょう。

あし体

かかと重心のため、かかと部分が厚いくつや、女性だとヒールが高いと、バランスを取ろうと体の反りが強くなり腰痛につながるリスクがあります。

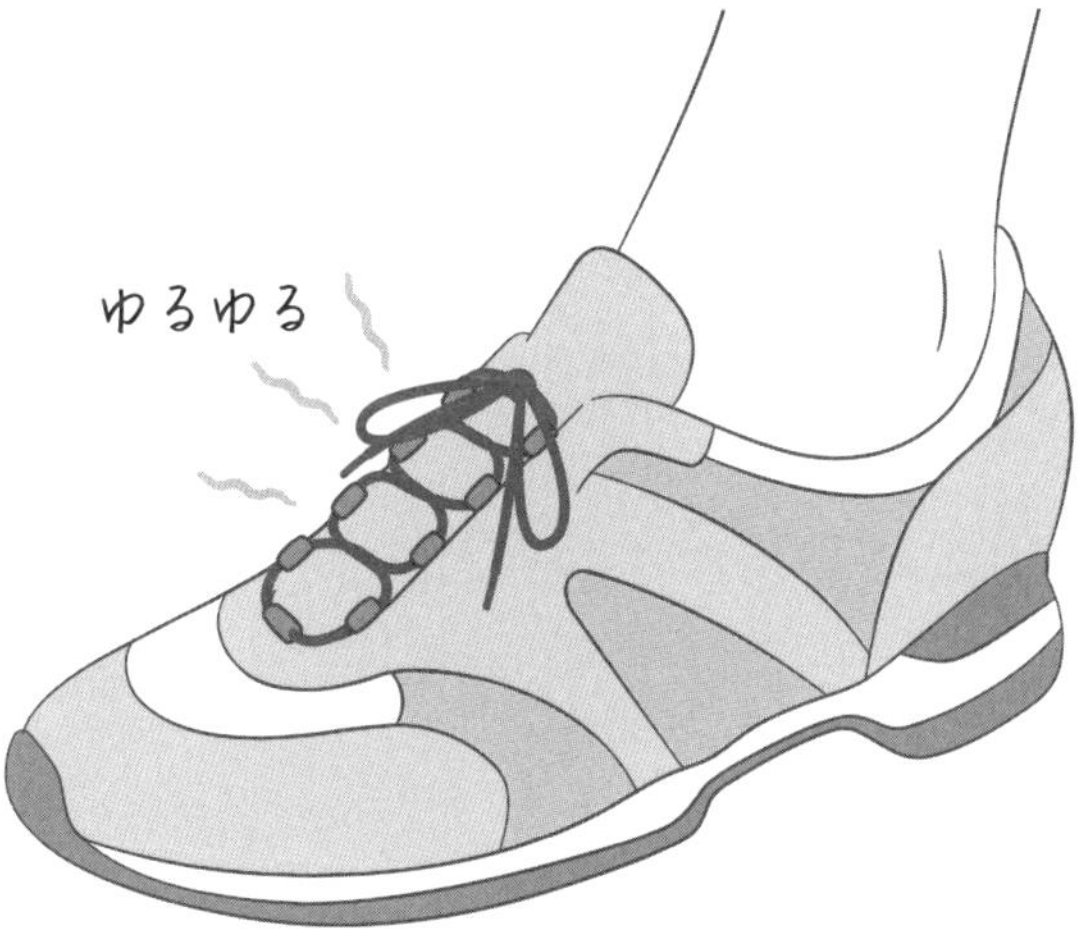

膝を上げることで足を高くもち上げるため、くつの甲部分はやわらかく、幅広いタイプが適しています。そのため、くつ紐を必要以上にギュッと結ぶのは避けましょう。

「休め」のポーズで休めていますか？

Point 04

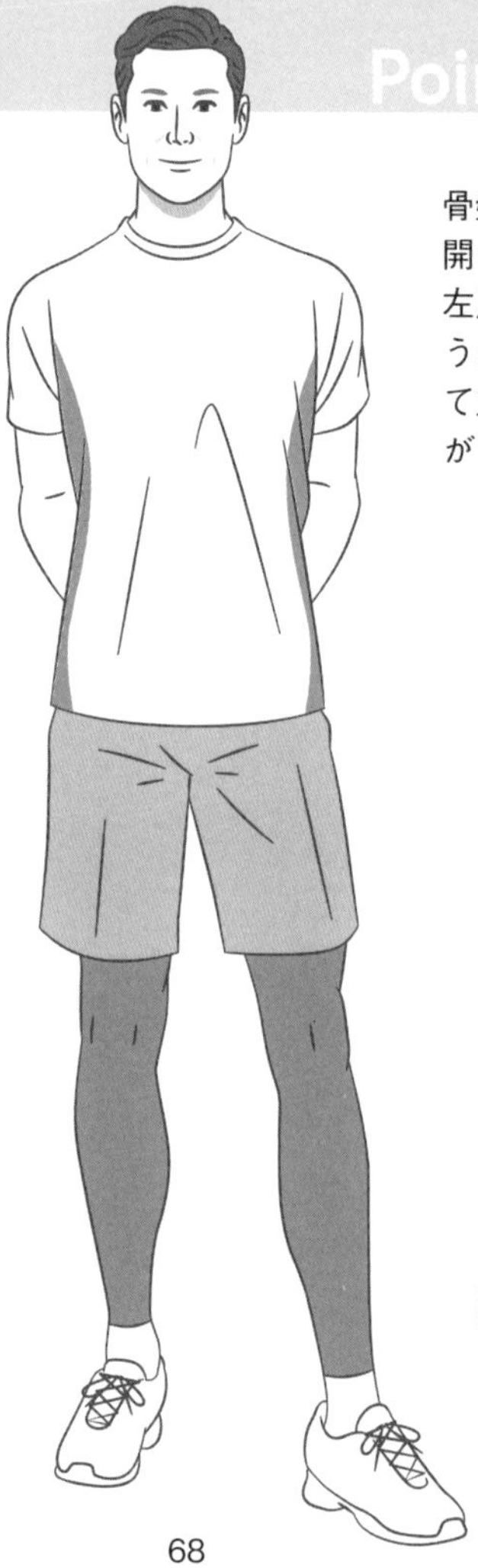

骨盤の左側が外に開いているため、左足を前に出すほうがリラックスして立ち続けることができます。

チェック！

「休め」の基本は手をうしろで組みますが、うで体の場合、長時間うしろで組んでいると前傾姿勢が崩れてきます。そのため、うで体の人はときおり手を前で組みましょう。

体の右側に重心が寄るので、普段右が下がっている肩のラインが地面と平行に近づき、上半身に疲労感がたまることを避けられます。

うで体

近所への買い物でも、電車に乗っての遠出でも、外出先で意外と多いのが「立ったままの待ち時間」です。運よくイスが見つかればいいですが、人が多い場所では立ちっぱなしということもあるでしょう。そんなとき、どうしても疲れてくると、片足重心で反対の足を前に出した「休め」のポーズを取る人も多いでしょう。

あし体

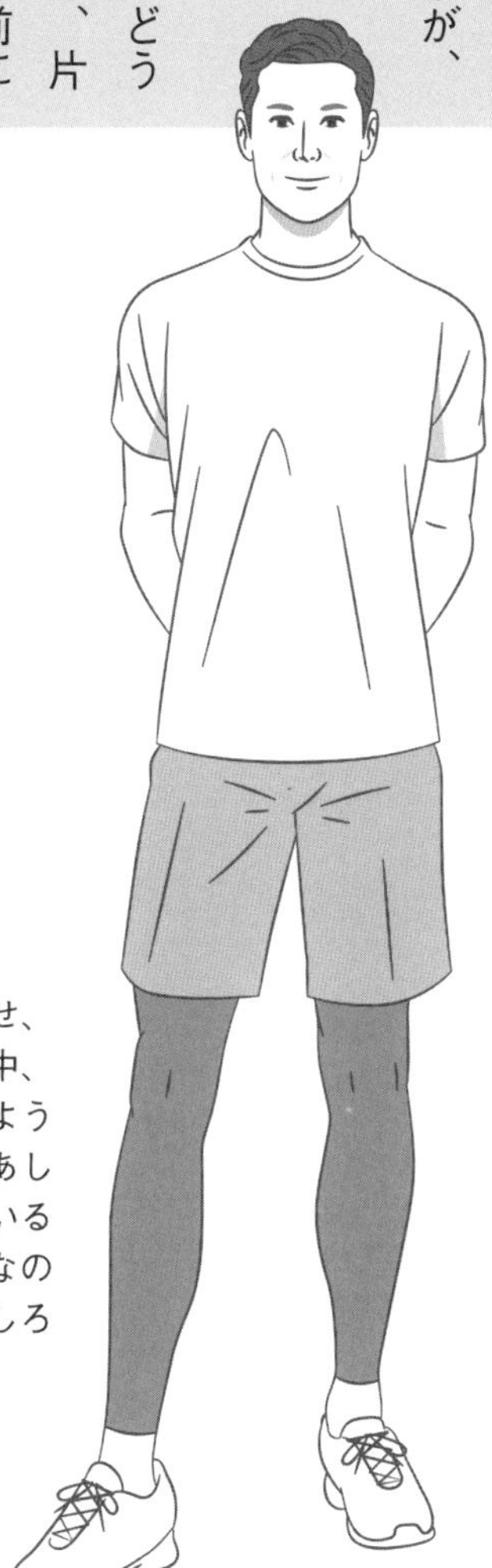

骨盤の右側が外に開いているため、右足を前に出すほうがスムーズです。

重心を左足に乗せ、その上に腰や背中、頭が乗っているようなイメージで。あし体は胸を張っているのが自然な姿勢なので、手は腰のうしろで組みます。

長時間座っても体が痛くならないイスの選び方

Point 05

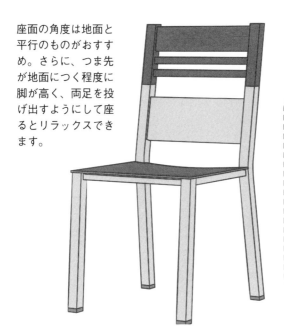

座面の角度は地面と平行のものがおすすめ。さらに、つま先が地面につく程度に脚が高く、両足を投げ出すようにして座るとリラックスできます。

チェック!

座面にクッションやラグを置いて、滑り台のように前傾しているのが座りやすい、といううで体タイプの人もいます。

座面も背もたれも、クッション性がそこまで高くなく、硬めのものが適しています。

うで体

こだわりのヴィンテージのイスを購入したのに、なんだか座り心地が悪い…。それはイスの選び方に問題があるからかもしれません。ダイニングでも、リビングでも、職場でも、デザイン性は良くても長く座っていられなければ無用の長物。座面や背もたれの形、クッション性まで多種多様なイスの中で、素敵な出合いを果たすための選び方があります。

あし体

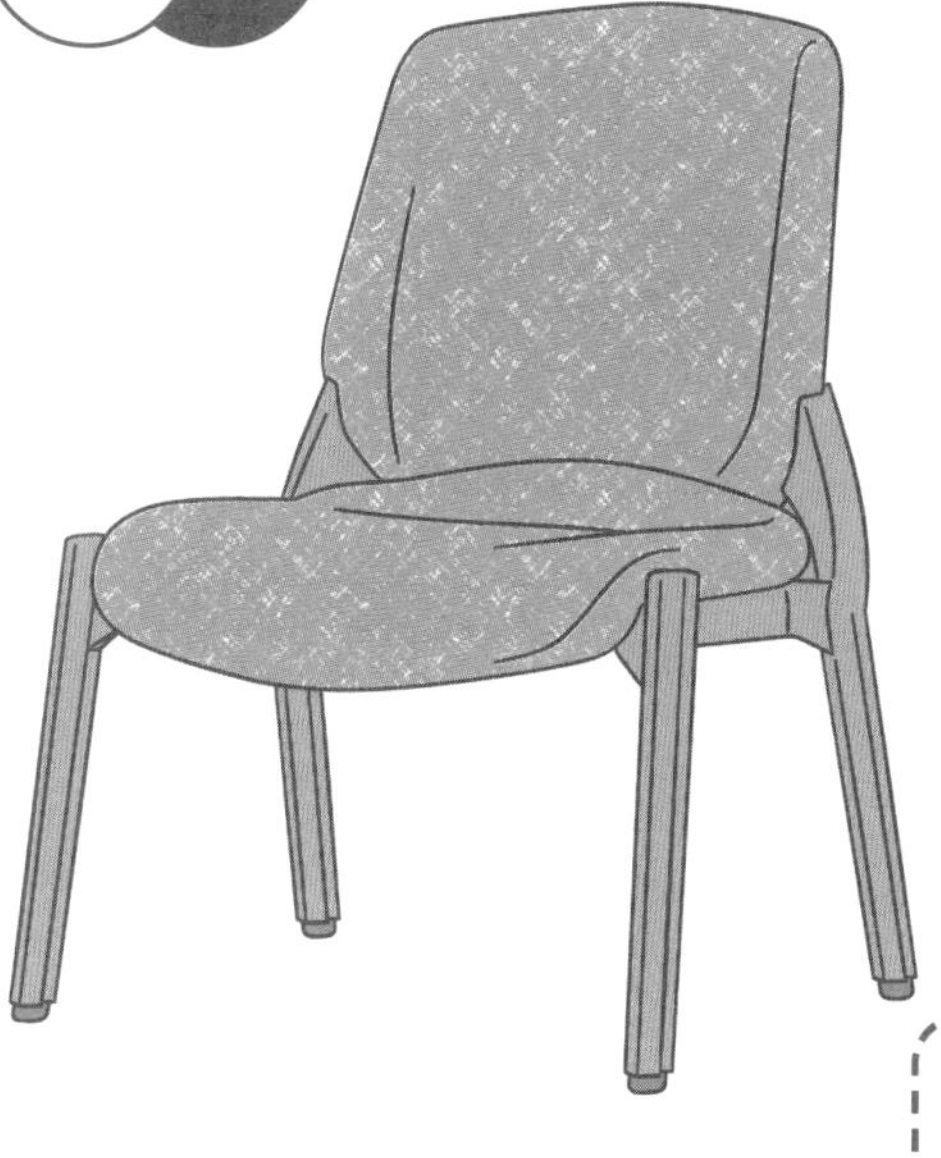

深めに腰かけるのが適しているため、座面は少し後傾しているものが◎。脚が低く、かかとまで足裏全体がしっかりと地面につく高さのものを選びましょう。

クッション性の高いものや、ソファーであれば体が沈み込むように柔らかいものを選ぶといいでしょう。

チェック！
長時間の車の運転でも同様です。最近の車は座面の角度などを調整できるので、ぜひ試してみてください。

思考がさえて、会話が弾む「座り位置」

Point 06

チェック!

ビジネスパーソンなら、会議室の着席位置も気にしてみましょう。上司や発表者が、うで体なら自分の左側、あし体

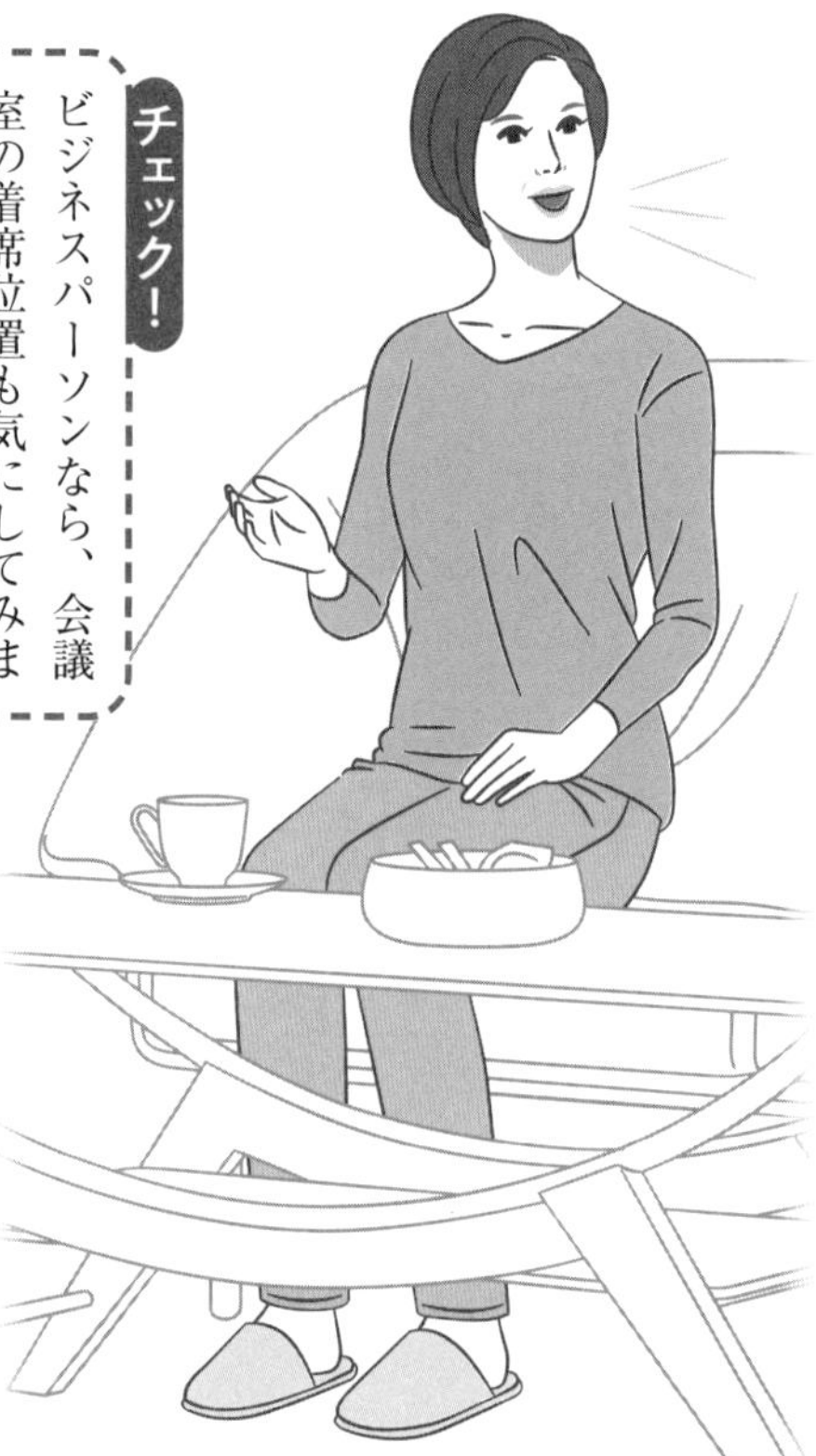

うで体

骨盤の開きに合わせるように、自分が左側を向いていられる位置に座るのがベスト。リラックスした姿勢を取り続けられるので、ストレスなく、疲労感も大幅に軽減できます。

親しい友人との会食やティータイムのおしゃべりで、なんとなく今日はトークが盛り上がらない…といった経験はありませんか？　もしかしたら、「座った位置」に原因があったのかもしれません。大人数でテーブルを囲むとき、２人でカウンターに座るときのベストな「座り位置」を知っていれば、会話が弾み、場の雰囲気を和ませるのに一役買ってくれます。

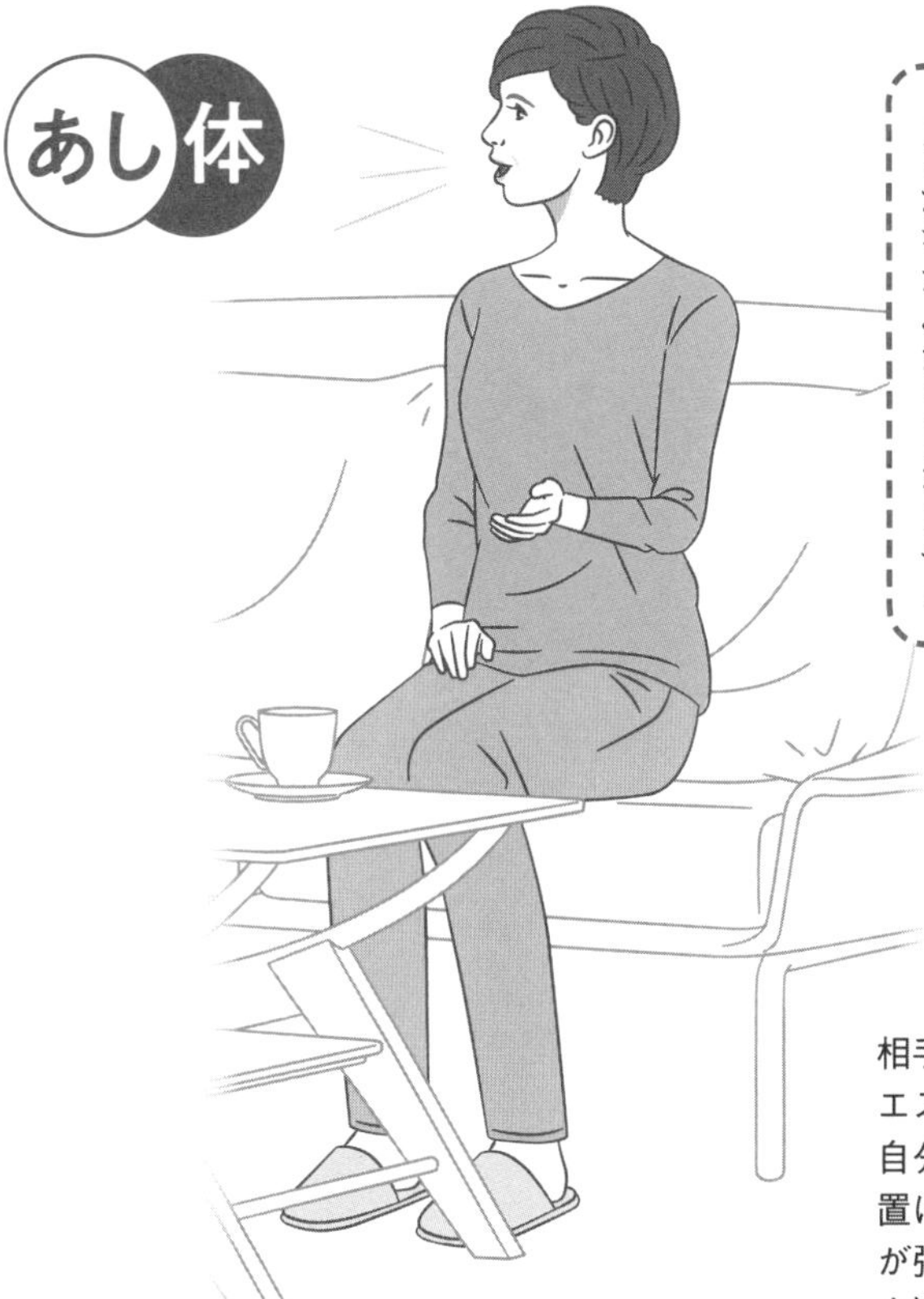

なら右側にくるように座ります。頭がさえ、集中して会議に参加できるので、同僚があっと驚くようなナイスアイディアが浮かぶかもしれません。

相手を自分の右側にエスコートするなど、自分が右側を向く位置に座ると◎。会話が弾み、楽しい時間を過ごすことができるはずです。

うで体＝高め枕、あし体＝低め枕で安眠

Point 07

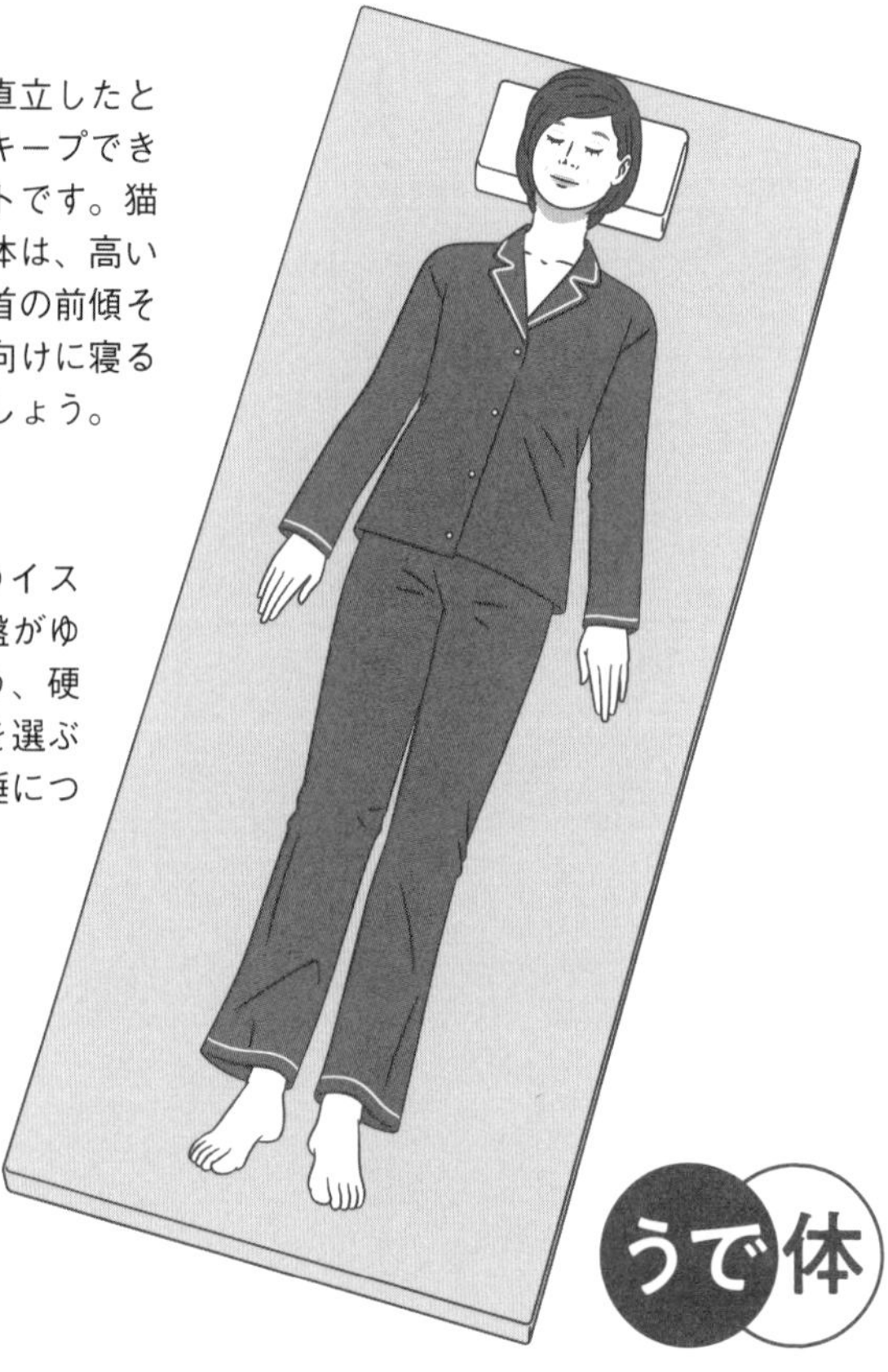

睡眠時も、直立したときの姿勢をキープできるのがベストです。猫背型のうで体は、高い枕を使い、首の前傾そのままに仰向けに寝るようにしましょう。

70〜71ページのイス選びと同様、骨盤がゆるみ過ぎないよう、硬めのマットレスを選ぶことが毎日の熟睡につながります。

チェック！

ホテルや旅館に宿泊する際には、自分に合った寝具が備え付けられているわけではありません。畳の上ならば、

人間は、人生の3分の1を「睡眠」に費やしています。それだけ長時間をベッドの上で、寝た姿勢で過ごすわけですから、多くの人が寝具選びにこだわるのは当然です。しかし、ただ高級品を選べばいいわけではありません。1日の体の疲れを癒してくれる、マットレスと枕を選びましょう。

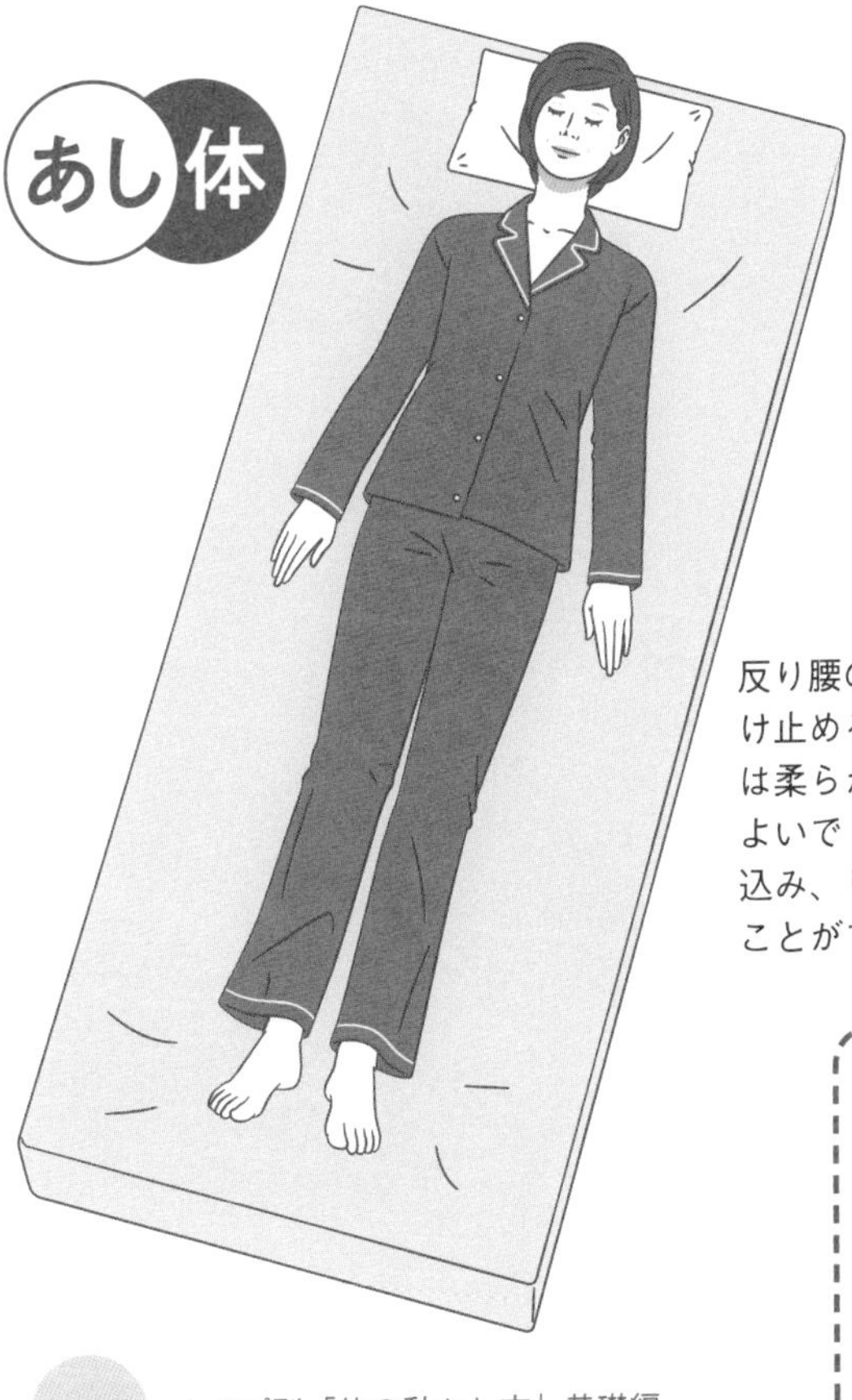

頭の位置がうしろ寄りのあし体では、枕を使うことで肩こりや首痛を招いてしまうこともあります。低い枕を選ぶことが重要。人によっては、たたんだタオルや、「枕なし」でも構いません。

反り腰の背中や腰をそっと受け止めるために、マットレスは柔らかめのものを選ぶのがよいでしょう。体全体が沈み込み、リラックス姿勢を取ることができます。

敷布団を重ねたりして硬さの調節をし、枕もタオルを代用するなど工夫して寝付きがよくなる環境を整えましょう。

どうしても寝付けない…ときの対処法

Point 08

うで 体

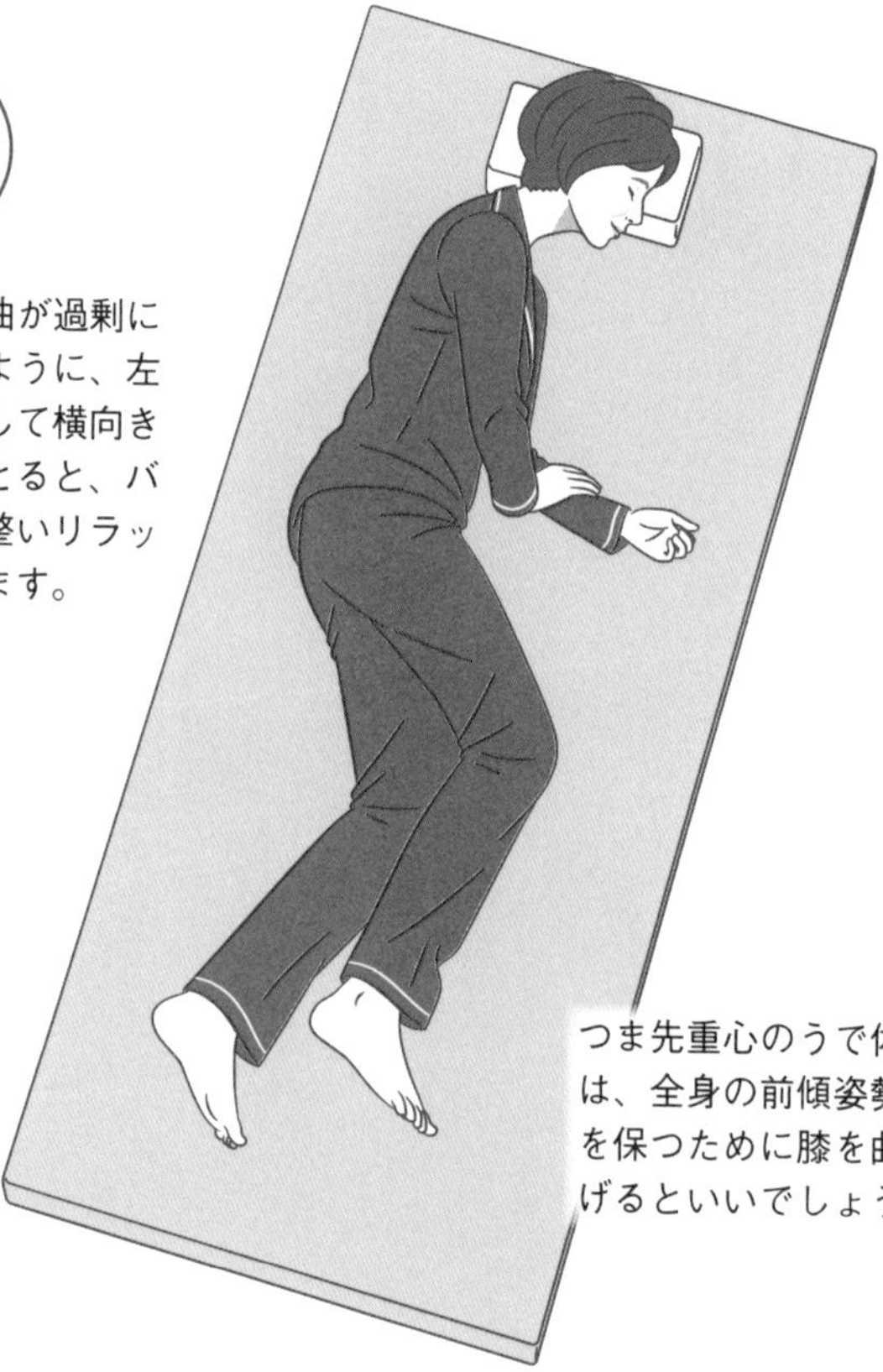

背骨の弯曲が過剰にならないように、左肩を下にして横向きの姿勢をとると、バランスが整いリラックスできます。

つま先重心のうで体は、全身の前傾姿勢を保つために膝を曲げるといいでしょう。

チェック！

起床時、ベッドの上でストレッチをする人も多いでしょう。左右の動きが得意なうで体は、体をひねるスト

就寝時、布団に入ってからの体勢はいつも決まっていますか？　体が疲れていたりすると、寝つきが悪かったり、途中で目が覚めてしまうといったことがあるかもしれません。快眠のためには、自分が心も落ち着いて眠りやすい体勢を知ることが重要です。翌朝の目覚めがスッキリし、気分爽快になることでしょう。

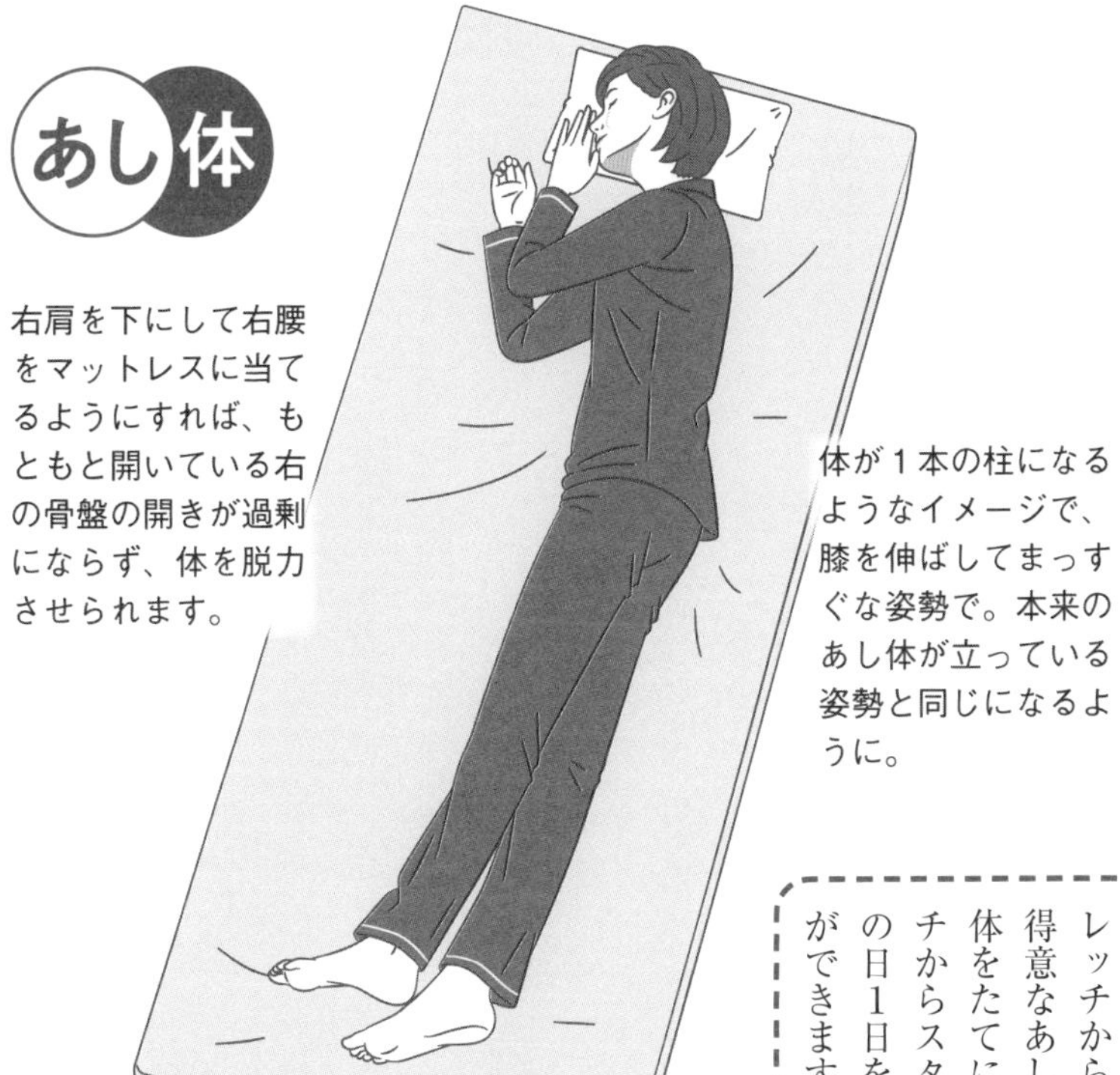

あし体
右肩を下にして右腰をマットレスに当てるようにすれば、もともと開いている右の骨盤の開きが過剰にならず、体を脱力させられます。
体が１本の柱になるようなイメージで、膝を伸ばしてまっすぐな姿勢で。本来のあし体が立っている姿勢と同じになるように。

上下の動きが得意なあし体は、伸びなど体をたてに動かすストレッチからスタートすると、その日１日を充実させることができます。

●コラム● ダンスで見える「世界のうで体・あし体」

私はこれまでに、日本人はもちろん、外国人アスリートのトレーナーも務めたことがあります。外国人もまた、日本人と同様に、うで体とあし体の2タイプに分けることができます。

一方、その割合はと言うと、日本人と外国人の場合、少し異なるとも感じています。

私の理論は、骨盤や背骨などの骨幹を起点にしたものです。生まれつきの側面もありますし、それこそ人種や文化の影響を色濃く受けるのでしょう。

そこで1つ考えたのが、ダンスでした。日本の伝統文化に、盆踊りがあります。ほとんどの人が踊った経験があると思いますが、盆踊りは手拍子あり、腕の振りありで、腕からリードしてスタートするうで体の動きなのです。徳島の阿波踊りなど、まさにそうです。

一方、欧米発祥の社交ダンスなどは、ステップや足の運びにスポットライトが当てられることが多いでしょう。スペインのフラメンコやブラジルのサンバ、さらにはタップダンスなどは、まさに足でリードするダンスです。そうした点を考慮すると、外国人選手は、もしかしたらあし体のほうが割合が多いのかもしれません。

いつか、そういった日本と世界の違いについても観察してみたいものです。

第5章

タイプ別「体の動かし方」応用編

何をするにも始まりは「呼吸」から

Point 09

自ら肩を上げて疲れを生んでしまう傾向があります。動作の始まりでは、肩を落として脱力する意識を。

視線は少し下向きで、吐き出した空気と一緒に、体に入っていた余計な力を外に出すイメージをもちましょう。

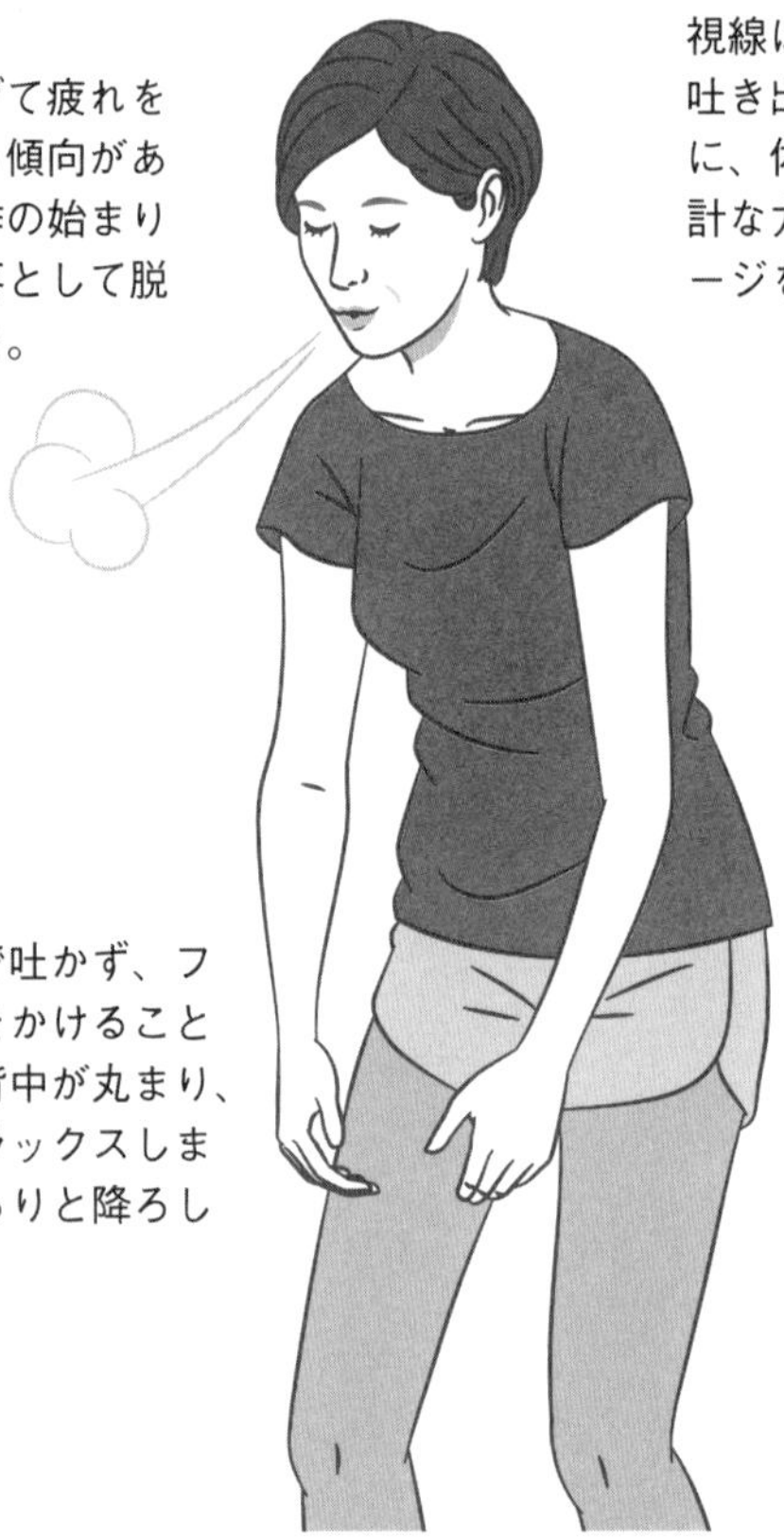

フッと一瞬で吐かず、フーッと時間をかけることで、徐々に背中が丸まり、上半身がリラックスします。腕はだらりと降ろして。

うで体

朝起きたとき、しばらく座ってテレビを見ていたとき、そして、ちょっとした運動をしようとしたとき——どんなことでも、動作には「始まり」があります。そんなとき、いきなり動き出す前に、一呼吸入れてみましょう。頭を働かせるのでも、体を動かすのでも、呼吸がもつ役割の大きさは知られたところ。無意識に行っている呼吸に、意識を向けてみましょう。

あし体

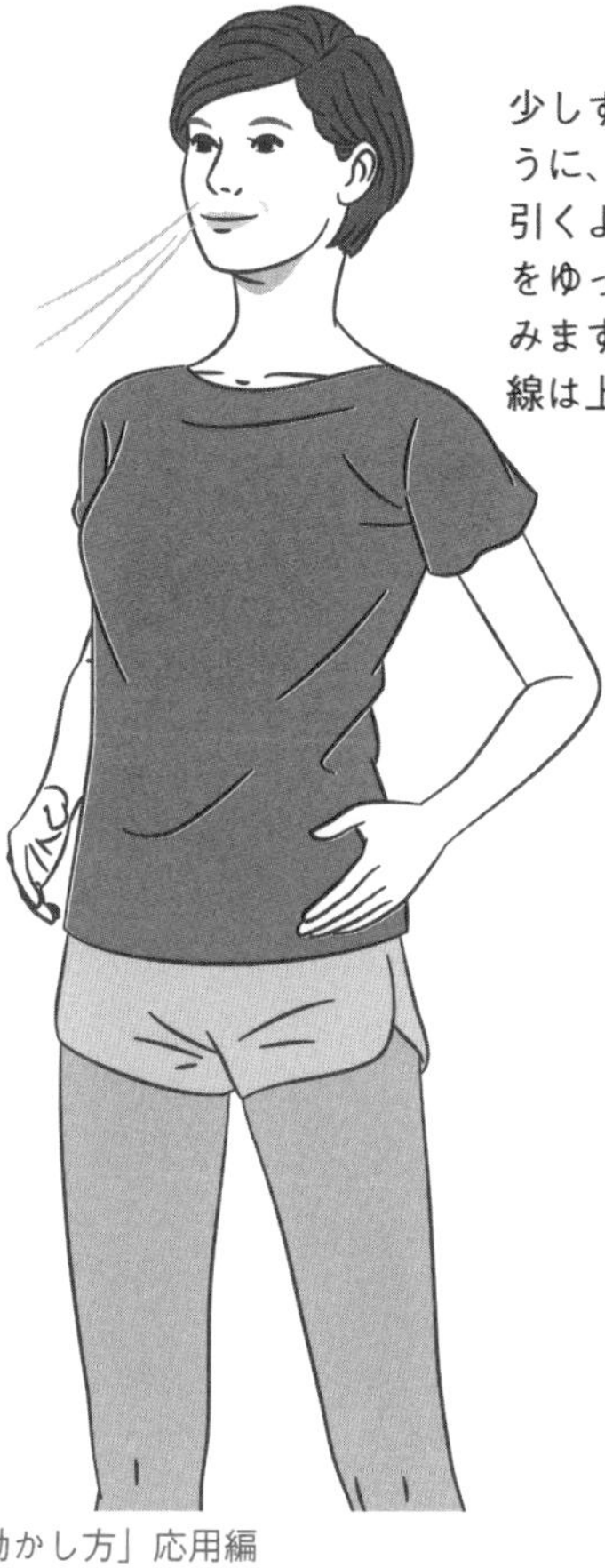

少しずつ胸を張るように、肘をうしろに引くようにして、息をゆっくりと吸い込みます。なるべく視線は上向きにして。

吸い込んだ空気を肺の中にとどめて、体の内側から上半身を固めて腰を入れ、背中に軸を作るイメージで。

うで体は「下り」、あし体は「上り」で階段運動の効果アップ

Point 10

太ももの筋肉はブレーキの役目を担っています。しっかりと膝を伸ばしてから足をつくことで、足腰を支える太ももを鍛えることができます。

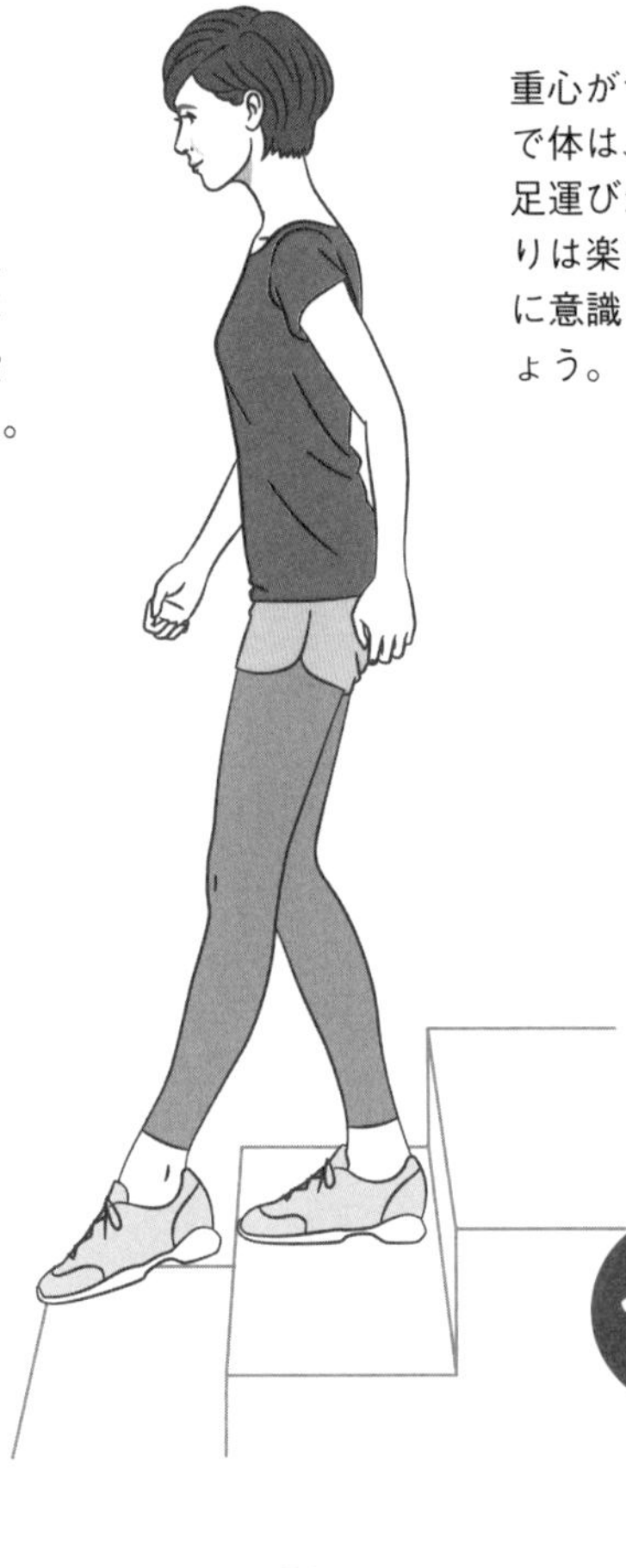

重心がつま先にあるうで体は、下りのほうが足運びが滑らかに。下りは楽な分、一歩一歩に意識を集中させましょう。

うで体

チェック！

お正月恒例の「箱根駅伝」は、往路5区の山登りが1つの醍醐味です。小田原中継所から箱根の芦ノ湖まで、800メートル以上の標高差を一気

日常生活に運動を取り入れようと、エスカレーターやエレベーターに頼らず、階段を利用する人も多いでしょう。ですが、上りも下りもとなると、気が重くなる人もいるはずです。タイプによって、階段の上りと下り、どちらの動きが得意か異なります。スムーズに階段を利用することができれば、効果的に体を動かすことができるでしょう。

あし体

かかと重心のため足を高く上げることができるので、大変と思いがちな階段の上りも楽しく利用できるでしょう。

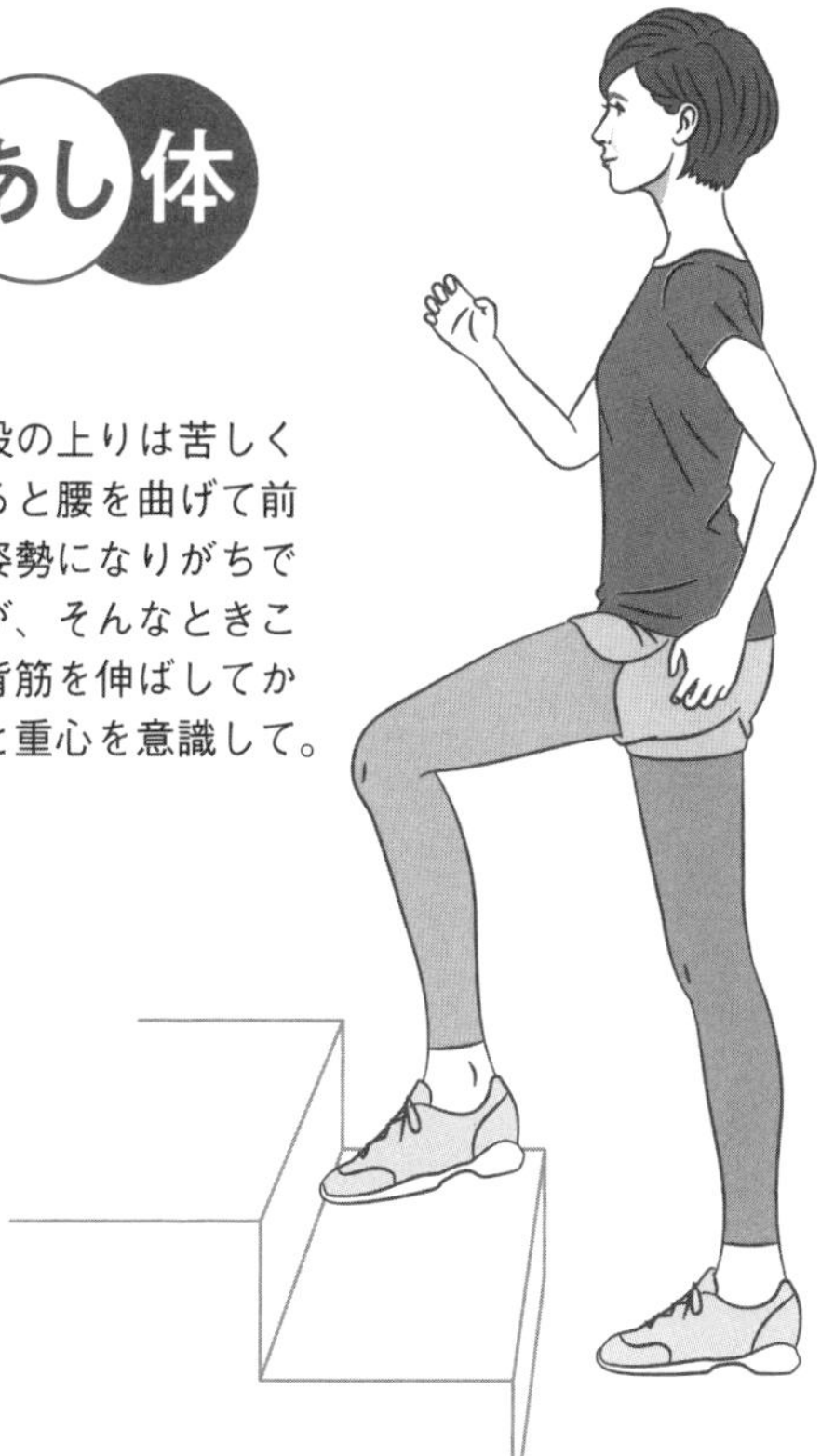

階段の上りは苦しくなると腰を曲げて前傾姿勢になりがちですが、そんなときこそ背筋を伸ばしてかかと重心を意識して。

に駆け上がります。毎年楽しみに見ながら、5区は上りが得意なあし体のランナーが走っているか、どうしても気になってしまいます。

ハンドバッグは持ち方で疲労度が変わる

Point 11

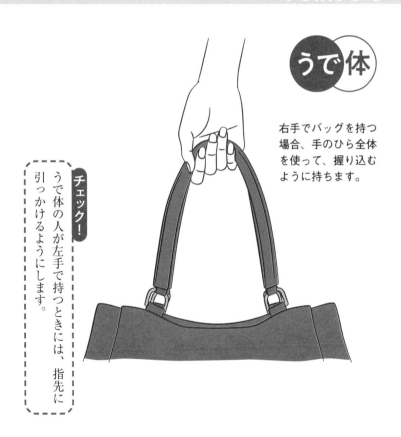

右手でバッグを持つ場合、手のひら全体を使って、握り込むように持ちます。

チェック！
うで体の人が左手で持つときには、指先に引っかけるようにします。

外出の際に持ち運ぶハンドバッグやビジネスバッグを、ずっと握っていて手が痛くなった経験がある人は多いでしょう。実はその持ち方が、体全体にも影響を及ぼしています。体に負担をかけないバッグの持ち方ができれば、いつものお出かけが今以上に充実したものになります。買い物の際に使うスーパーのカゴやビニール袋でも同様です。

あし体

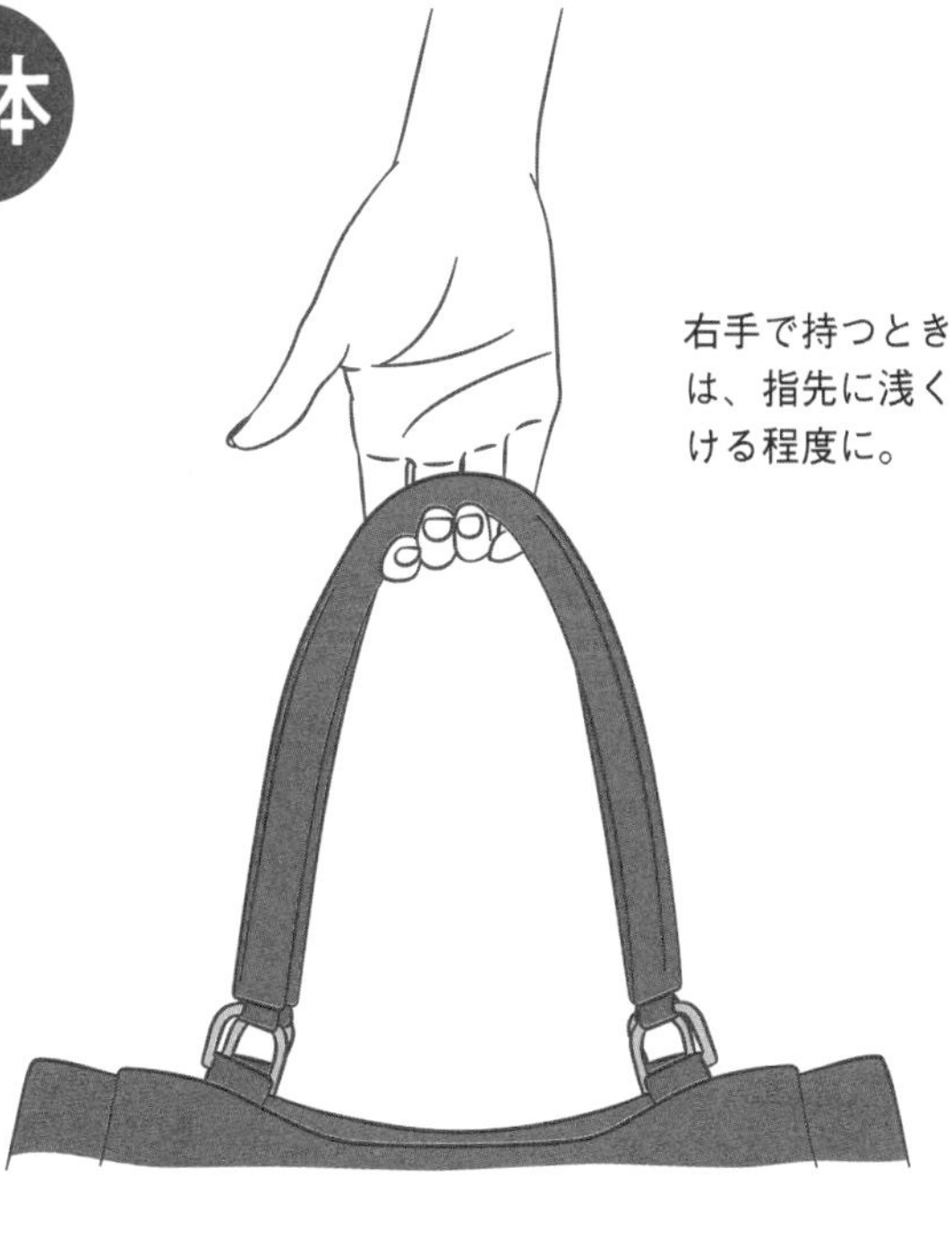

右手で持つときには、指先に浅くかける程度に。

チェック！
あし体の人が左手で持つときは、手のひらでしっかりと握りしめるようにします。

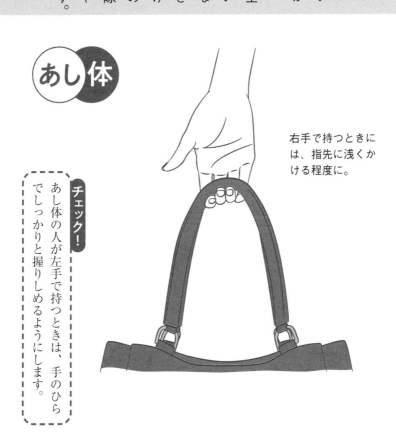

肩先？ 首の近く？ ショルダーバッグで体が整う

Point 12

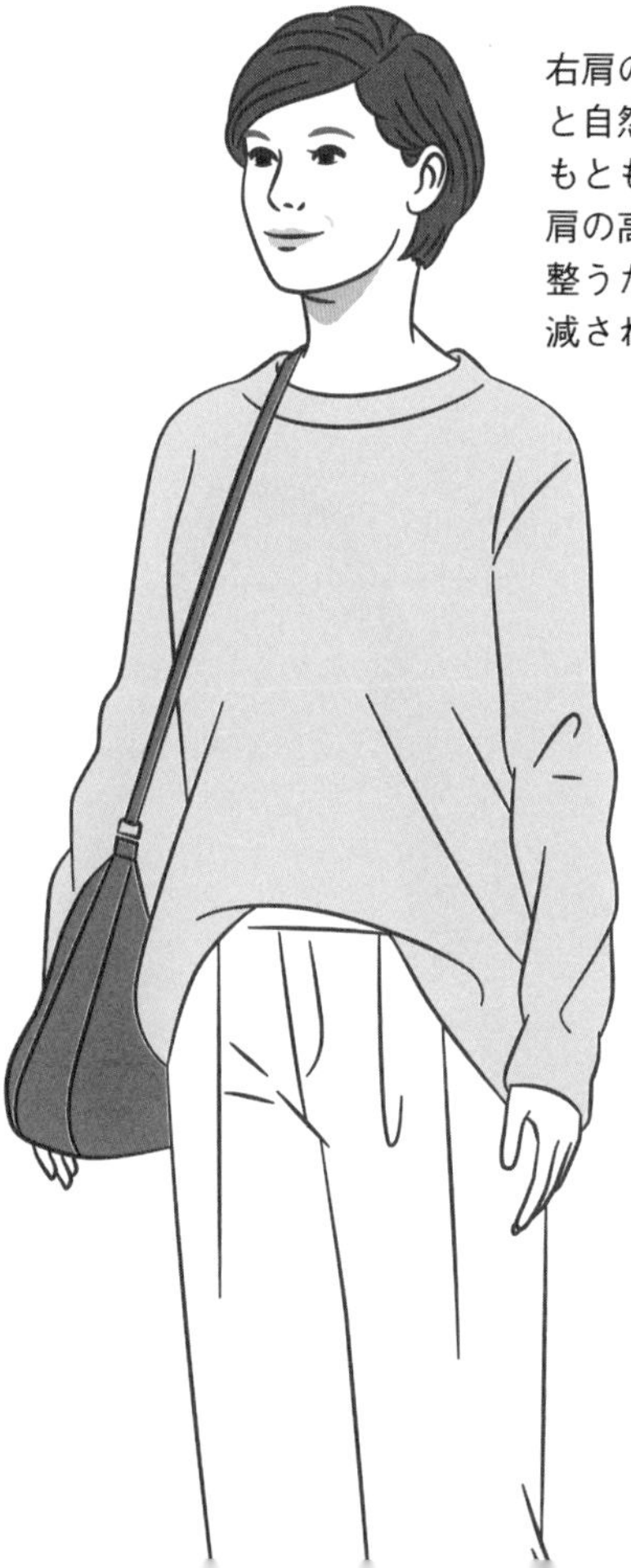

右肩の首寄りにかけると自然と右肩が上がり、もともと右下がりの両肩の高さのバランスが整うため、疲労感が軽減されます。

チェック！

左肩にかけるときには肩先にし、左肩を下げるイメージをしましょう。

うで 体

ちょっとした遠出のときに重宝するショルダーバッグは、色々と荷物をつめこんで重くなりがちです。意識的に左右をかけ変えて使っている人は多いでしょうが、〝肩のどこにかけるか〟も重要なポイント。ポジションによって、首、肩、腰への負担がまったく異なってきます。

あし体

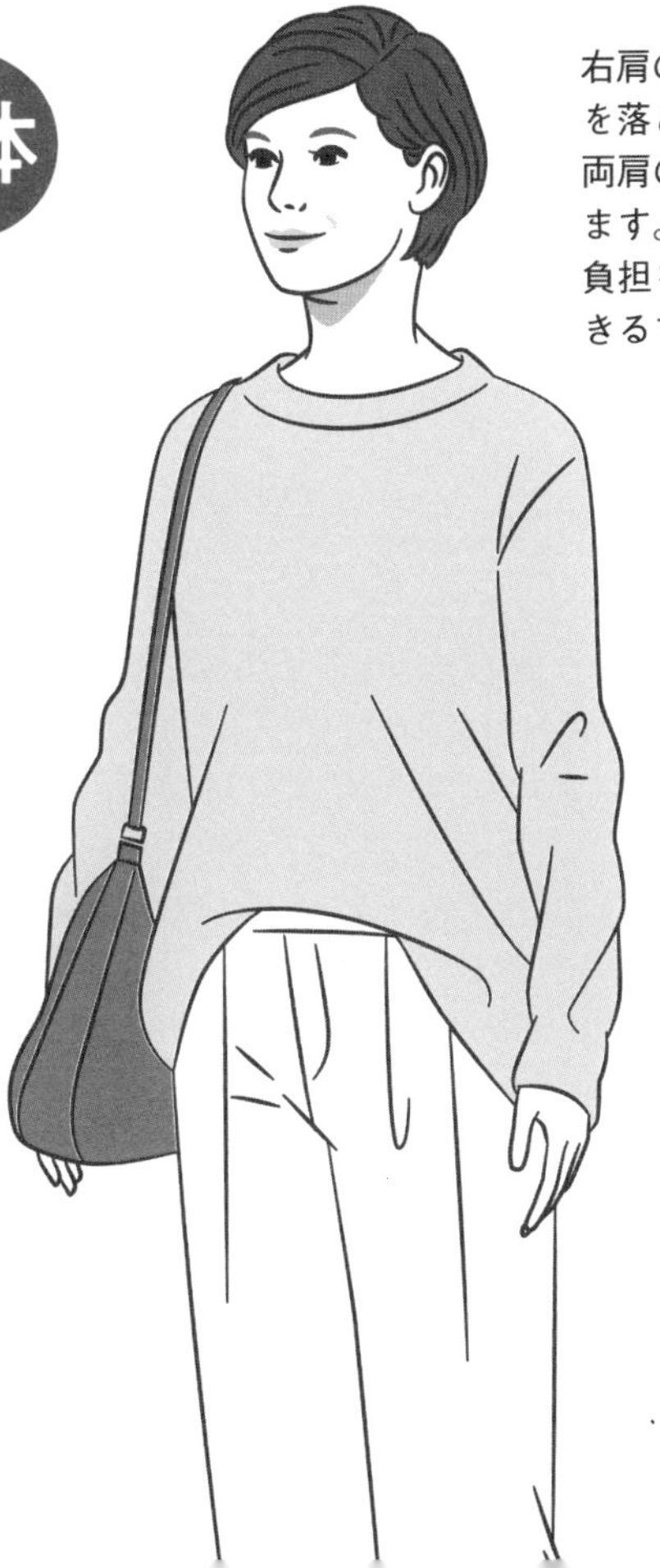

右肩の肩先にかけ、肩を落とすイメージで。両肩のラインがそろいます。首や肩、腰への負担を抑えることができるでしょう。

チェック!

左肩にかける場合には、首の近くに。左肩を左頬に少し引き寄せるようにするのも効果的です。

リュックサックの高さで体への負担軽減

Point 13

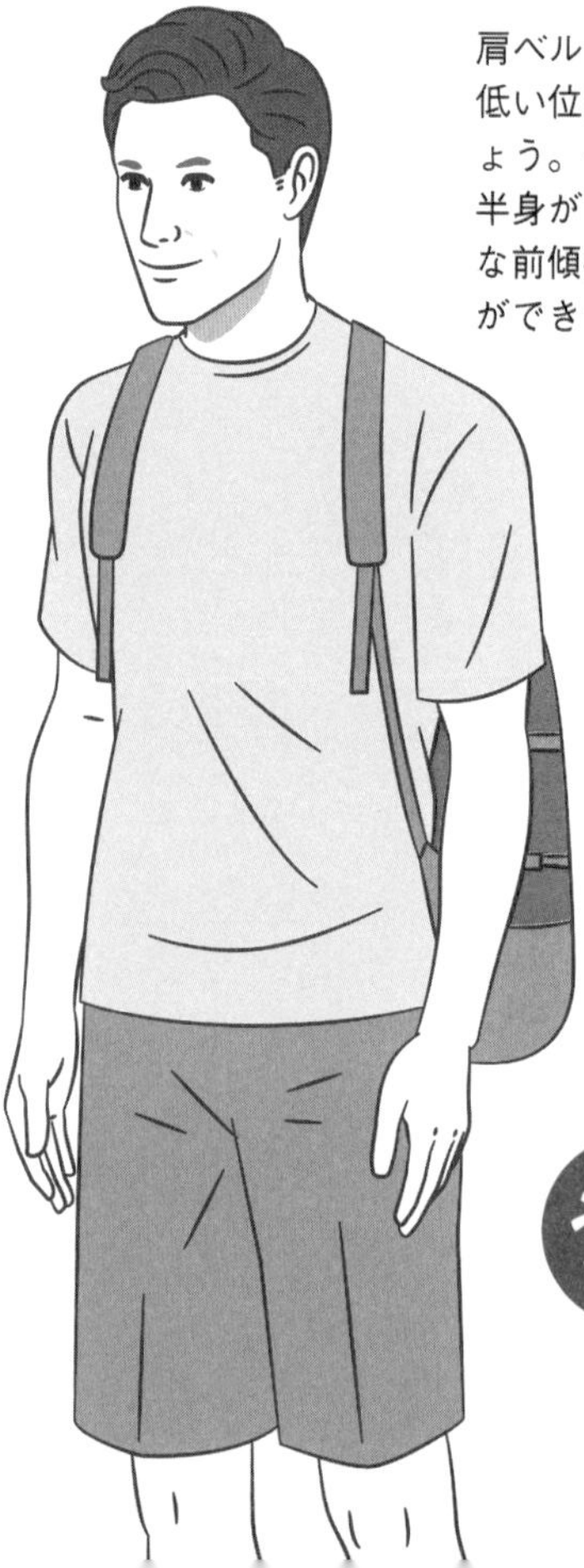

肩ベルトを伸ばして、低い位置で背負いましょう。そうすると、上半身がうで体に理想的な前傾姿勢を保つことができます。

上半身はできるだけ脱力しているのがうで体の理想の状態。肩ベルトに手をかけず、歩くときは両手を下に降ろして。

チェック!

赤ちゃんの抱っこ紐のように、リュックを体の前側にかけるのも、うで体の人には効果的です。

うで体

日常使いはもちろん、スポーツシーンやハイキングなどでも活躍するのがリュックサックです。リュックを背負っての外出は長時間になりがち。それだけ、正しい背負い方をしていないと体への負担や疲労が蓄積してしまいます。ポイントはベルトの長さと背負う高さ。これを知れば、どんな遠出も不安はなくなります。

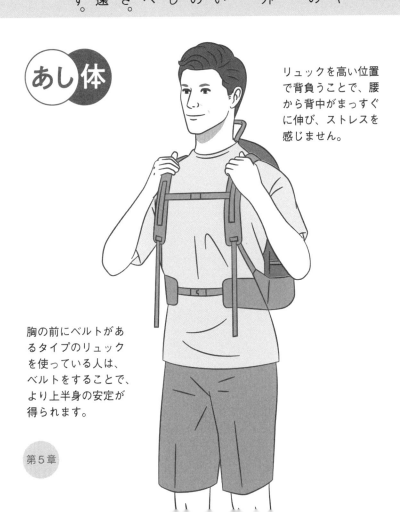

あし 体

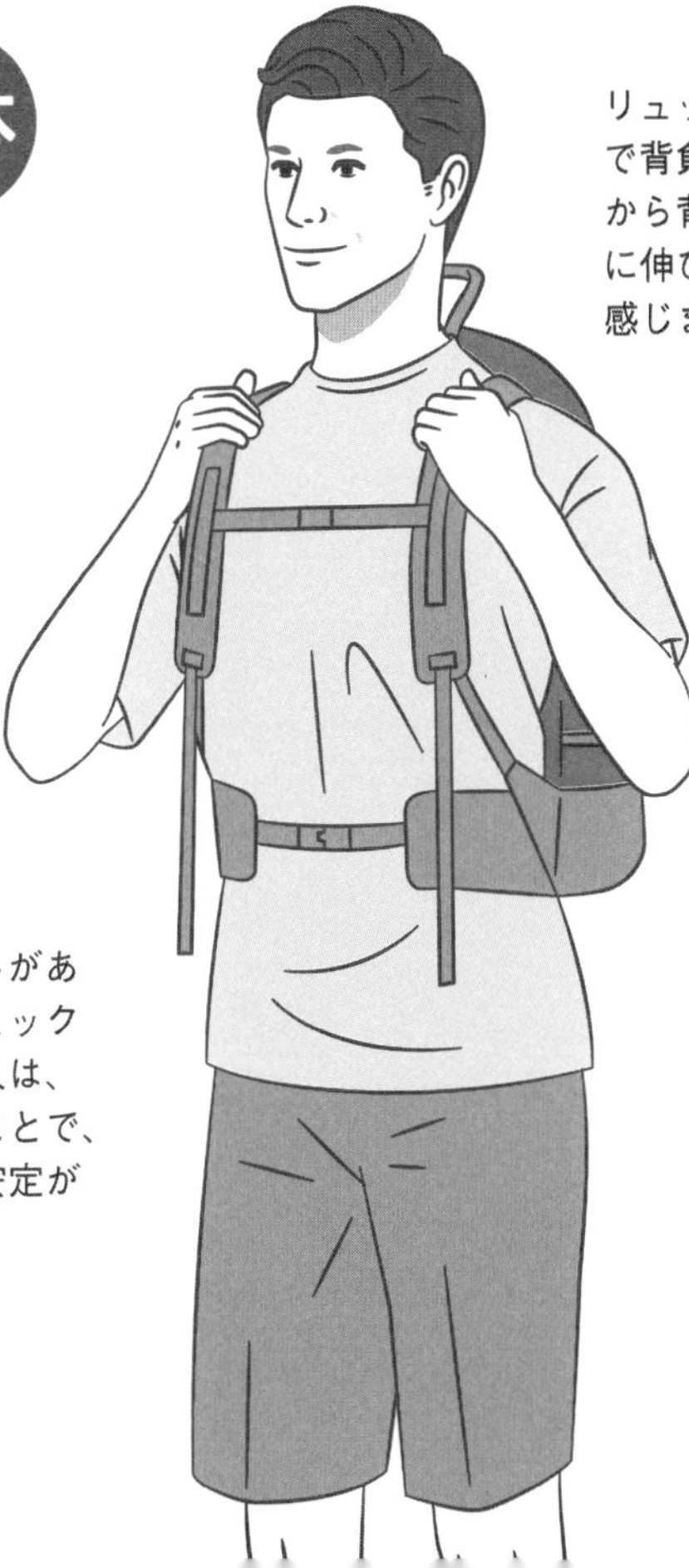

リュックを高い位置で背負うことで、腰から背中がまっすぐに伸び、ストレスを感じません。

胸の前にベルトがあるタイプのリュックを使っている人は、ベルトをすることで、より上半身の安定が得られます。

混み合う電車で疲れない「つり革」と「立ち方」

Point 14

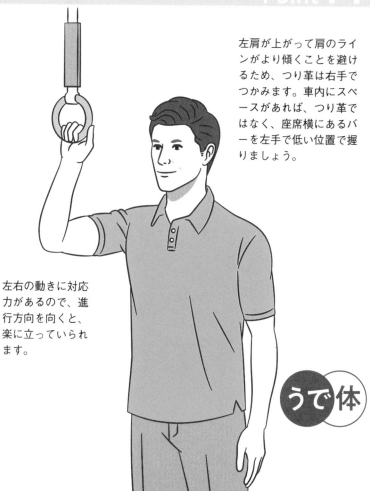

左肩が上がって肩のラインがより傾くことを避けるため、つり革は右手でつかみます。車内にスペースがあれば、つり革ではなく、座席横にあるバーを左手で低い位置で握りましょう。

左右の動きに対応力があるので、進行方向を向くと、楽に立っていられます。

うで 体

通勤ラッシュや混み合う電車は嫌な気持ちになりますよね。運良く座れたらラッキーですが、ほとんどは揺れる車内で立ちっぱなし。まわりに人がいたら、疲れたからといって伸びをしたり、体を動かしたりすることもできません。そこで大事なのは、体に負担をかけない電車内での振る舞いを知ることです。

あし 体

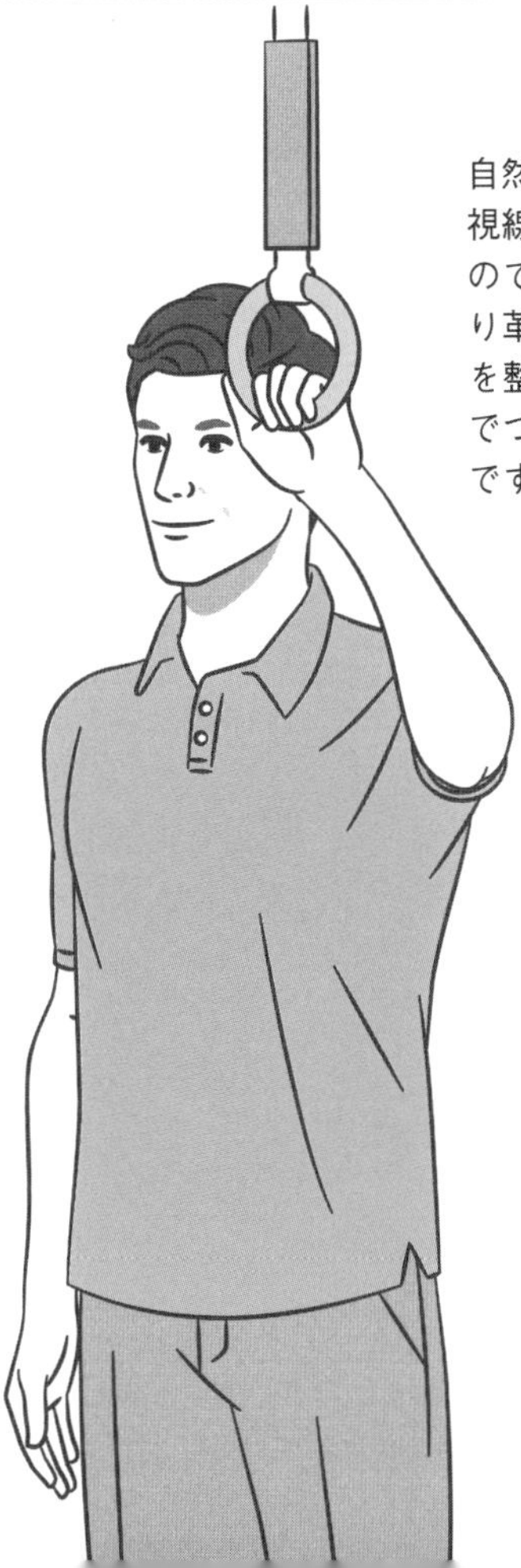

自然とせすじが伸び、視線が上向きになるので、電車内ではつり革を。肩のラインを整えるため、左手でつかむのがグッドです。

進行方向に対して横を向いて立てば、長時間の移動も苦にならないでしょう。

本の世界に没入できる「快適読書術」

Point 15

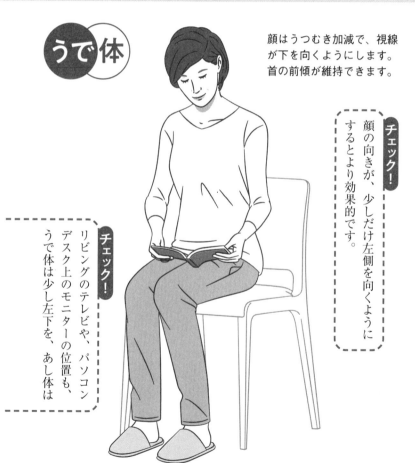

うで体

顔はうつむき加減で、視線が下を向くようにします。首の前傾が維持できます。

チェック！

顔の向きが、少しだけ左側を向くようにするとより効果的です。

チェック！

リビングのテレビや、パソコンデスク上のモニターの位置も、うで体は少し左下を、あし体はお気に入りの喫茶店や静かな自宅リビングで、読書をしたり、スマホ・タブレットで映画鑑賞をしたりするのは至福の時間です。ところが、せっかくの優雅な時間なのに、なんとなく内容が頭に入ってこない、ということはありませんか？　しまいには、首や頭が痛い、なんてことも。適切な位置に本やスマホを配置して、快適に物語の世界に没入しましょう。

あし体

視線が下向きになり過ぎないように、本を高い位置に保ちましょう。首の痛みや肩こりを予防できます。

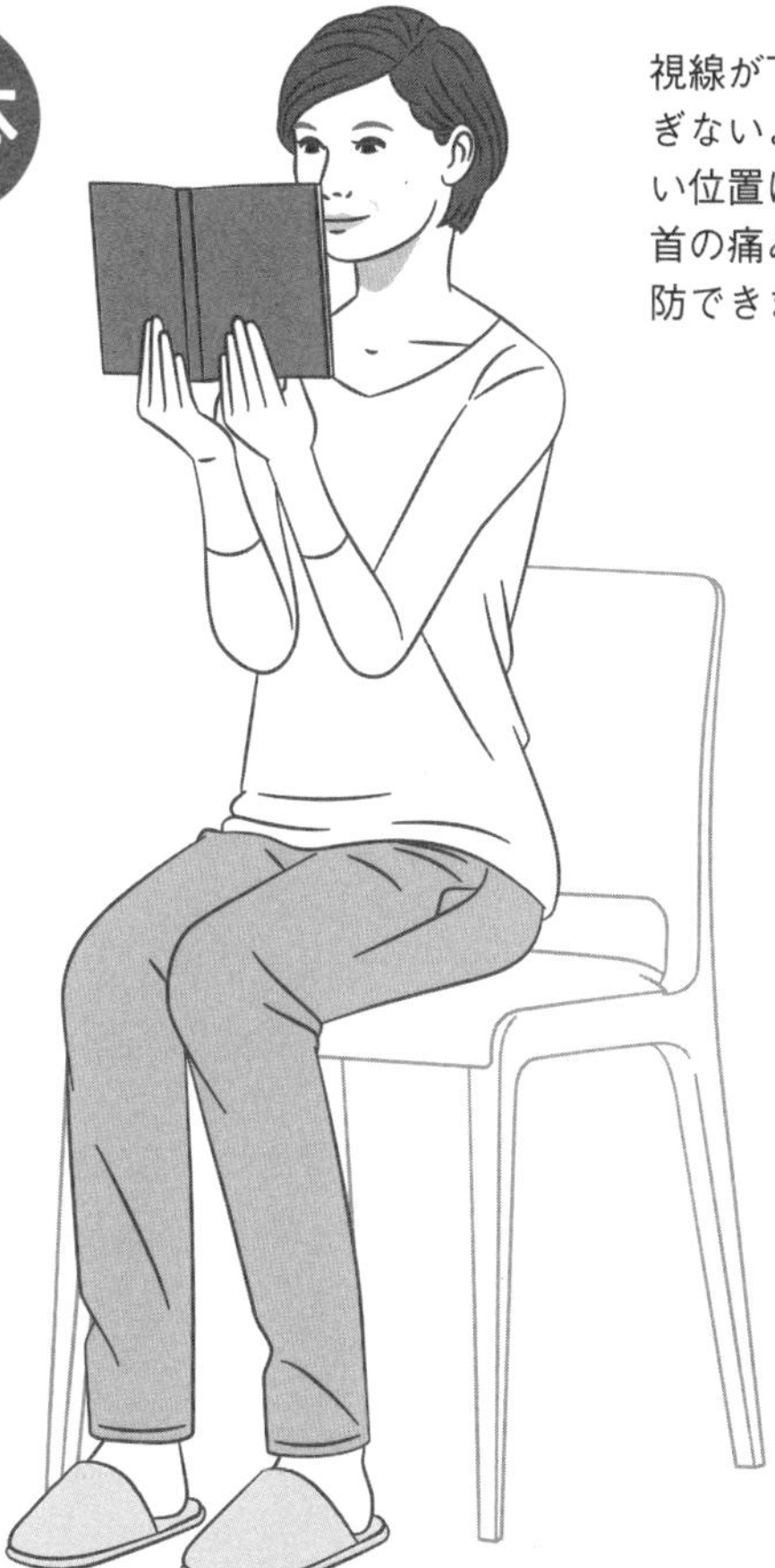

少し右上を向くように配置してみましょう。映画館での座席選びでも使えるテクニックです。

チェック！
顔が少し右を向くようにすれば、疲労軽減はもちろん、集中力がアップします。

うで体=よこ書き、あし体=たて書きの手紙で気持ちを伝える

Point 16

うで体

首を動かすときや、視線を移動する際、うで体の人は左側を起点にする傾向があります。そのため、左から書き始めるよこ書きがおすすめです。

チェック!

世界のほとんどの言語はよこ書きながら、日本語はよこ書きとたて書きが併用されている珍しい言語です。うで

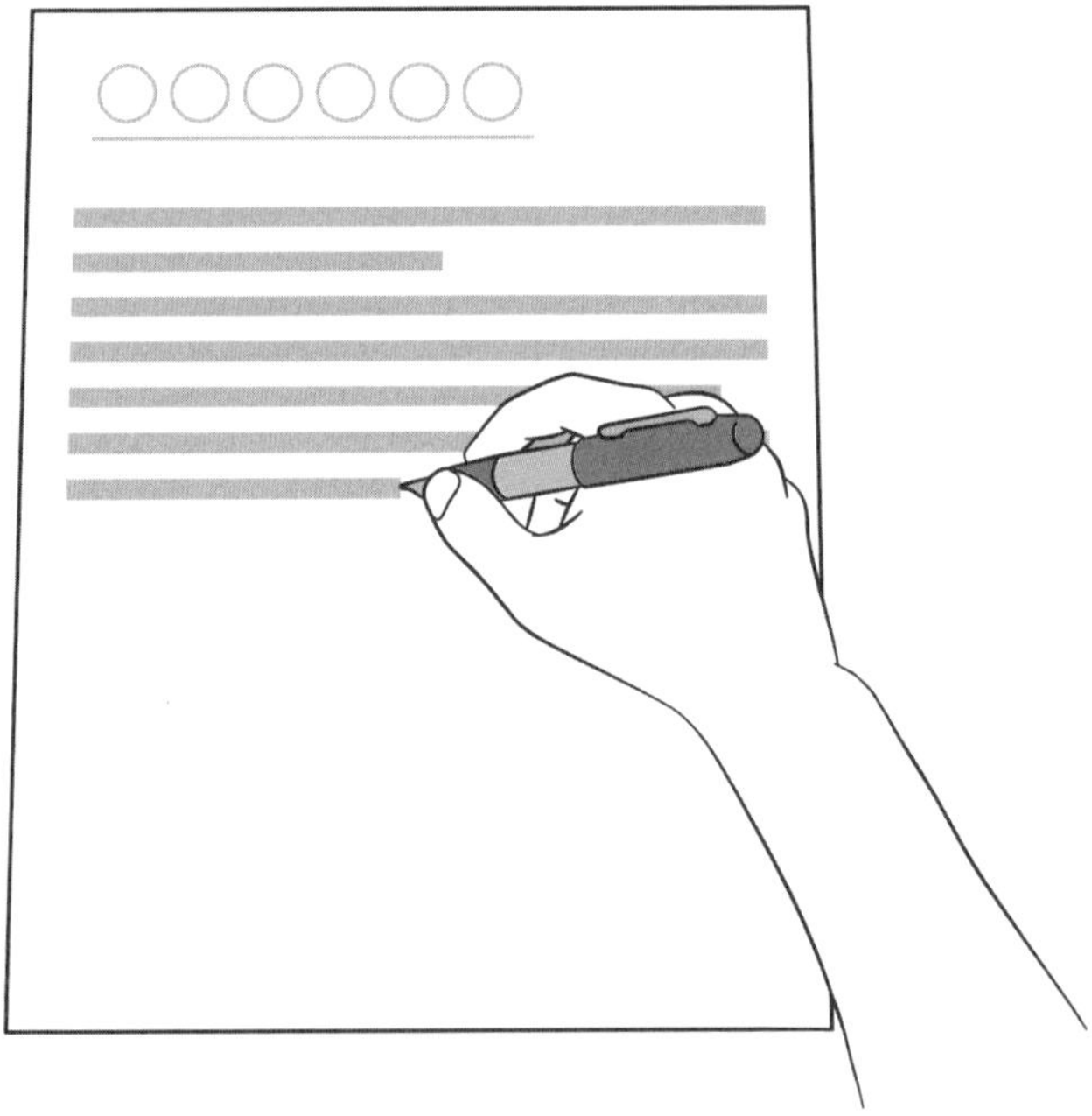

いくらパソコンやスマホが普及しても、気持ちのこもった手紙を受け取ると嬉しいものです。季節の節目、記念日、プライベートから仕事、冠婚葬祭と出番は多く、相手にも丁寧な文字で書いた手紙を送りたいですよね。選りすぐった便箋とともに、あなたの体のタイプに合った書き方で、手紙をしたためてみませんか。

あし体

右側を起点にするあし体の人は、右上から書き始めるたて書きだときれいな文章を書くことができます。

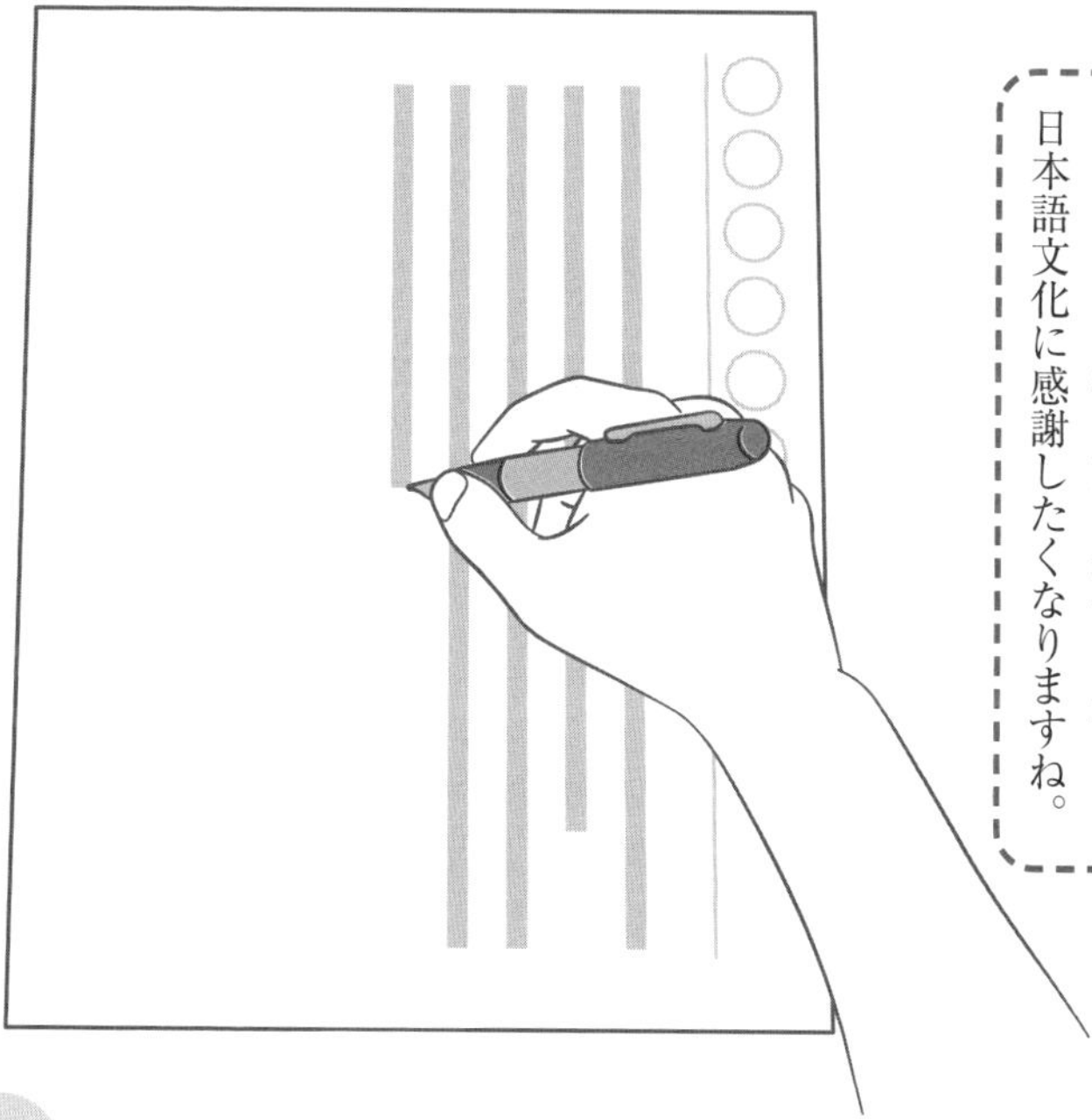

体・あし体のどちらのタイプの人でも、自分にあった書き方を選べる点では、日本語文化に感謝したくなりますね。

●コラム● タイプに合わせた洋服の選び方

アスリートのプレーシーンで、体にピッタリとフィットしたインナーを着用する人が目立つようになってから、もう何年にもなります。機能性が高く、夏の暑い日は汗をすぐ吸収・発散してくれますし、逆に冬の寒い日は1枚でも充分に暖かく、着膨れしないため体の動きを阻害しません。中高生年代はもちろん、最近は小学生くらいの子も着用しています。

ただ、アスリートの中には、そういった「圧着」を嫌う人もいます。ソフトボールの上野由岐子投手はまさにその1人。機能性インナーを着てみると「10分も着ていたら頭が痛くなります」と話していたことがあります。

これも実は、タイプによる影響なのです。

うでを中心に上半身でリードしタイミングを取るうで体は、上半身はゆとりあるシルエットの洋服を選ぶべきです。

反対に、あし体の人は、パンツは膝まわりが動きやすいものにしてリラックスできるほうが適しています。上半身はピタッとしたもので構いません。

また、とくに男性はベルトを着用する機会が多いと思いますが、うで体の人は硬めで少し重さがあるもの。あし体の人は柔軟性があり軽いベルトがおすすめです。

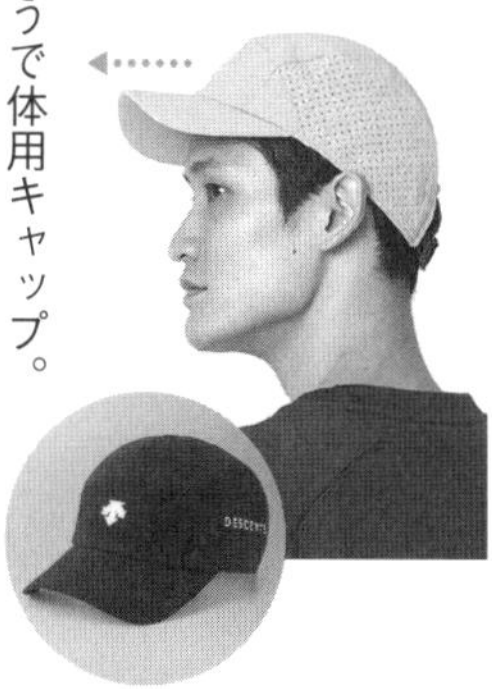
うで体用キャップ。

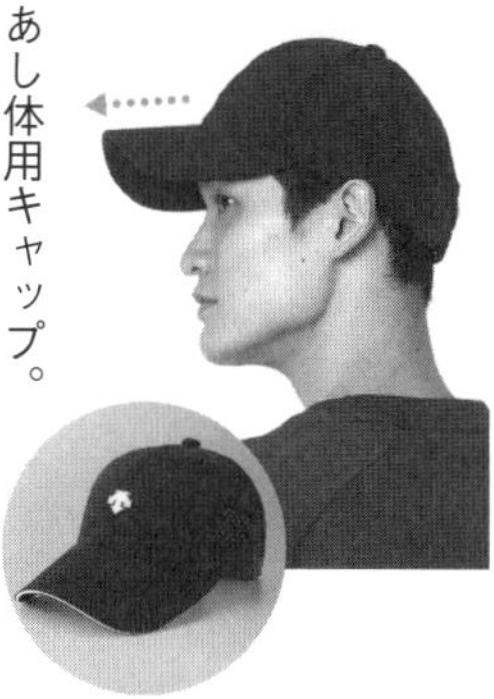
あし体用キャップ。

こういった洋服の選び方は、何も運動をするときに限った話ではないのです。気分がすっきりしない、集中できない、イライラするといったことにもつながりかねませんから、普段の洋服選びでも試してみてほしいと思います。

また、とくにスポーツシーンでは、キャップの選び方も重要です。スポーツ用品メーカーのデサントジャパンとともに、うで体用とあし体用のキャップを開発しています。大きな違いは、つばの「長さ」と「角度」、帽子の「重さ」です。

うで体用はつばが短く上を向いていて、なおかつ軽量なため自然とあごが引け、目線が下を向くのでうで体にとって理想的な軸のできたつま先重心の姿勢がとれます。一方のあし体用はつばが長く、かつ重さがあるため目線を上から覆うような形になり、かかと重心のあし体にとって理想的な、軸のできた上体が起きた姿勢が作られます。

第1章で紹介した陸上女子長距離の酒井選手や女子ゴルフの天本選手は、この帽子の選び方にまでこだわってパフォーマンスを向上させました。さらに、後述するリハビリ分野での実証実験でも帽子の着用による一定の効果が見られた上、患者さんのご家族から「久しぶりに笑顔が戻った」という声も届きました。

第6章

鴻江理論は、長く健康でいるための「予防医学」

一般の人が抱く2種類の悩み

私は講演会を行う際、必ず質疑応答の時間を取るようにしています。忙しい中をわざわざ聞きに来てくださっているわけですから、時間が許す限りは、1人ひとりの悩みにできるだけ答えるようにします。講演会場の使用時間を過ぎてしまい、会場外のスペースで〝延長戦〟をすることもしばしばです。

鴻江スポーツアカデミーのスタッフには長時間付き合ってもらっていますが、きっと「いつものこと」だと思って笑ってくれているでしょう。感謝しかありません。

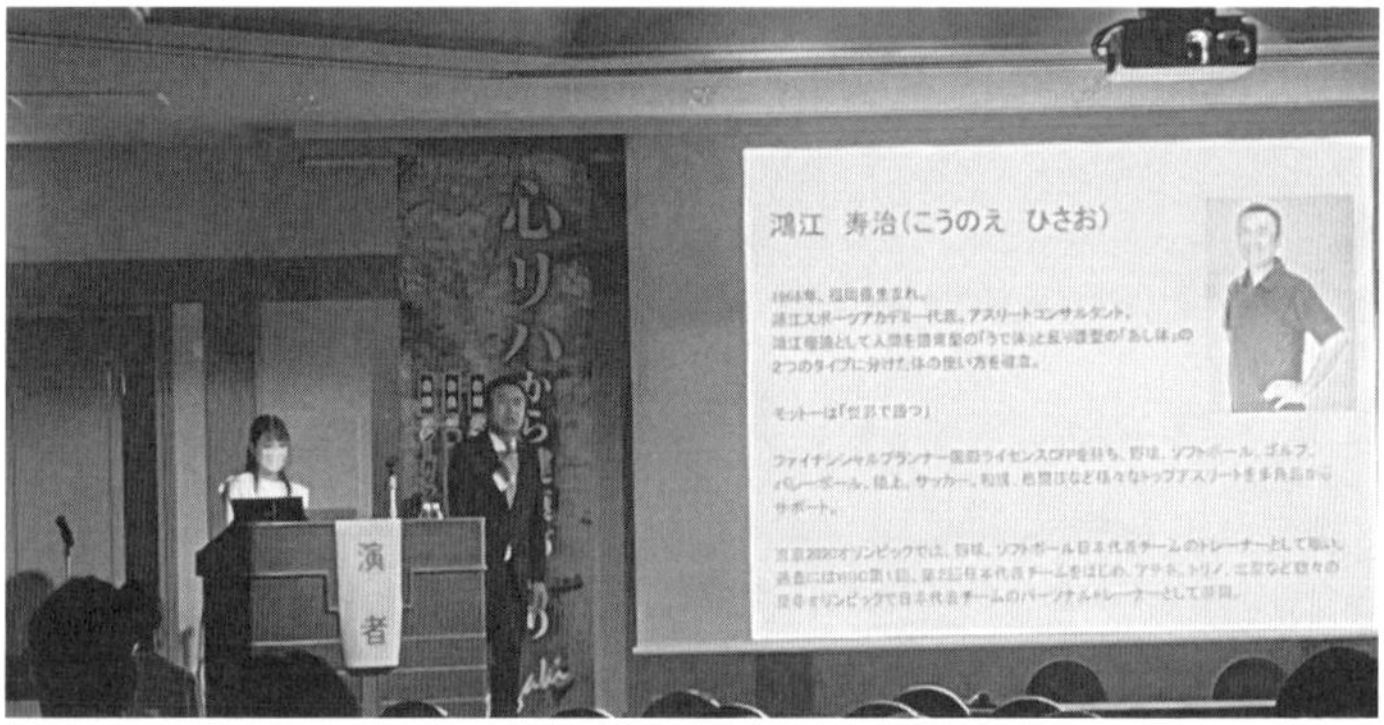

多くの講演依頼が届いています。

さて、そうした際に寄せられる悩みにはおおまかに2種類あります。

1つは、世代に関わらず、取り組んでいるスポーツについてです。指導者に連れられてやってきた少年野球や中学校野球の選手も、ゴルフに取り組んでいるシニアも、どうすれば競技力を向上できるか、ということに関する質問が多い傾向です。

そういった場合、ピッチャーであれば投球動作を見せてもらいますし、ゴルフクラブがあればスイングしてもらいます。悩んでいる人のほとんどは、自分の体のタイプに合っていない動きをしていました。

そこから、体の動かし方や力の入れ方のコツを教えて実際に動作してもらうと、見違えるように変わります。その場ですぐに全力プレー、というわけにはいきませんが、次の練習やラウンドで意識してプレーしたことでパフォーマンスが向上した、と、後日連絡をくれる人もいます。

実際、**私が指導したアマチュアのシニアゴルファーで、ドライバーショットの平均飛距離が20ヤード以上向上**し、喜びの声を聞かせてくれた人もいました。

そして、講演会の際に寄せられる悩みのもう1つは、体のさまざまな部位に感じている痛みや不調に関するものです。頭が痛い、首が痛い、肩がこる、肩が上がらない、膝の曲げ伸ばしができない——悩みは人それぞれですが、私から言わせれば、そういった「症状」の多くは腰や骨盤の不調からきていることがほとんどです。

先述したように、私の理論は背骨の弯曲や骨盤の前後など、その人がもともともっている、体の「クセ」を突き詰めたものです。その中でも、骨盤のゆがみは大きな影響を及ぼします。タイプによって、体の右と左、どちらをケガしやすいかが分かれるのも、このゆがみがあるからです。

症状には必ず原因があります。湿布を張れば肩こりは改善するかもしれません。サプリを飲めば関節の痛みも和らぐかもしれませんが、対症療法でしかありません。対して、骨盤を中心に考える鴻江理論を取り入れれば、肩や膝といった体の「枝葉」の不調は自然と解決すると考えています。

そういった意味では、鴻江理論は不調を感じる前の「予防医学」のように捉えてもらうのが一番だと思っています。**体のクセや傾きは、あなたが長年生きてきた結果、できあがったものです。あなたの人生と一緒で、そういったものを生かすべきで、壊してはいけません。**体が動くうちから取り組むことで、いつまで経っても、年齢を重ねても元気でいられる体になるわけです。

リハビリ分野での可能性

将来的には「リハビリテーション」の分野で大きな可能性を秘めていると感じています。実際、聖峰会《せいほうかい》マリン病院・久留米大学名誉教授の上野高史さんの協力のもと、リハビリを必要とする患者さんに対し、イスからの立ち上がり方や歩き方の実証実験をしました。すると、**パーキンソン病を抱えていたり、人工股関節の手術を受けた患者さんに、歩行スピードの向上や歩幅の拡大、歩行時の姿勢改善といった目に見える変化が確認**されました。

改善に一役買ったのが、インソール（靴の中敷き）でした。デサントジャパンと開発した「コウノエパワーインソール」は、格子状のネット素材が足裏と足先の素足感覚を呼び起こし、重心の位置が異なるうで体・あし体のどちらのタイプでも足の形状にフィットします。足指が地面をつかむことで、足本来のアーチが生まれて体幹が安定するのです。その結果、患者さんの歩行データに劇的な影響があったと思われます。

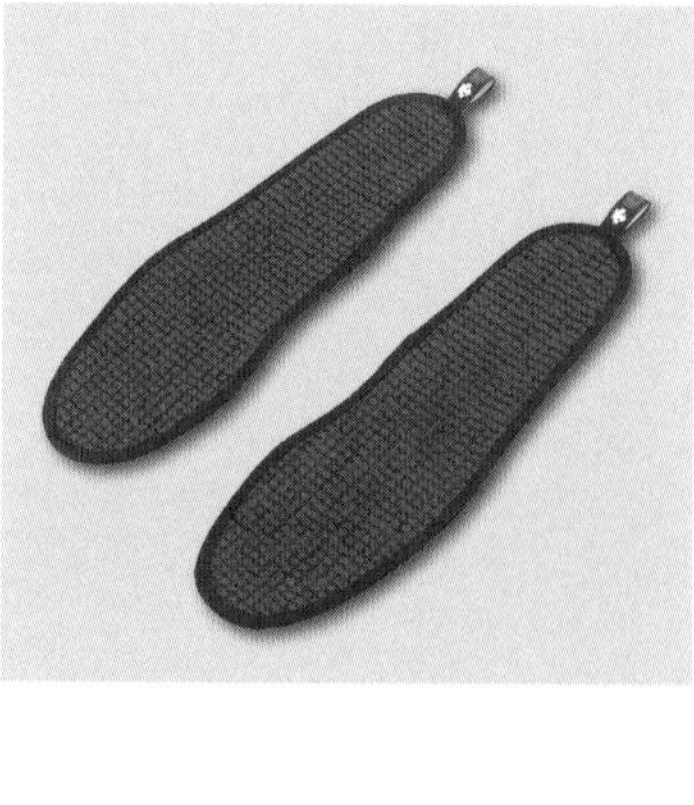
コウノエパワーインソール。

また、患者さんからは**「気持ち的に安心感がある」**、**「前向きになった」**といった感想をもらいました。

上野高史さんは、次のようなコメントを寄せています。

「タイプに合わせた歩き方の指導に加え、インソールや帽子の効果で姿勢改善や転倒防止も期待でき、年輩の方のトレーニングやリハビリに適していると考えています。

高齢化の進む日本においては、今後、より予防医学に力を入れていかなければなりません。体が動いて、おいしいものを食べられて、ゆっくり眠れる。これこそが一番の幸せだと思います。自分の体が衰えるのを遅らせて、健やかな人生の終え方に向かっていく——そのためには、やはり運動は欠かせません。

さらに、体のどこかに不調があると、日常生活における積極性がなくなってしまいます。そうすると、より体を動かす機会が減ってしまいます。

鴻江さんの理論には、**日常生活を健康でアクティブに送るためのヒントが隠されていると思います**」

もちろん、限られた事例であり、すぐさま医療の現場に用いることができるわけではありません。

ただ、アスリートのパフォーマンスが、メンタルや精神状態によって大きく左右されることは、すでに明らかになっています。紙一重のシーンで勝敗を分けるのは、やはり心です。自信をもってプレーすれば普段以上の力を発揮できる半面、不安を抱きながらプレーすれば体は縮こまり、思うような力を出せません。

アスリートでさえそうなのですから、一般の人が前向きにアクティブにいられることの効果は計り知れません。肉体はアスリートのようにはならないかもしれませんが、メンタルはアスリート並みに強くなれます。

自動車レースの最高峰に「F1」があります。科学技術の粋を集め、スピードの限界に挑戦するモータースポーツです。各自動車メーカーは、100分の1秒タイムを短くするために、車体を軽くし、エンジンの性能を高めます。そういった研究の成果が、最終的に何の役に立つか。その1つには、私たちが使う乗用車への応用です。

これは、まさに私がアスリートの対応で得た知見を、一般の人に応用しようとしているのと一緒です。

私の理論が多くの人の健康の糧になり、笑顔で日常を送れる手助けになる可能性が、この先の未来にまだまだ広がっているのです。

第7章

タイプ別 おすすめストレッチ

人の体は「傾いた時計の針」

私はよくたとえ話として、時計をイメージしてもらいます。完全にバランスの取れた体は、時計の針がちょうど正午をさした状態です。ですが、そんな人はそういません。うで体の人は1時方向に、あし体の人は11時方向に、少しだけ針が傾いています。むしろ、その**「少しだけ傾いた状態」がベスト**と言ってもいいものです。

しかし、体調やさまざまな要因で、針が正午をまたいで反対側に傾いてしまうことがあります。その状態では、まるで普段の自分の体のようには感じられないでしょう。一方で、時計の針が傾き過ぎてしまうこともあります。あまりに体のゆがみが強く出過ぎてしまうのです。反対側に傾くことも、傾き過ぎも、アスリートならケガや故障のリスクになりますし、一般の人で言えば不調や痛みの原因になります。

そこでこの章では、体のバランスを取り戻すために、自宅で簡単にできるタイプ別のおすすめストレッチ法を解説します。就寝前に行い、ゆがみをリセットして1日を終えましょう。

体の軸をつくる「でんでん太鼓」

歩くときも走るときも、どんな動作でも重要なのが「体幹」です。体の軸がぶれてしまうと、首、肩、足など全体のバランスに影響が出てしまいます。まずは2タイプ共通のストレッチで体の軸を安定させましょう。

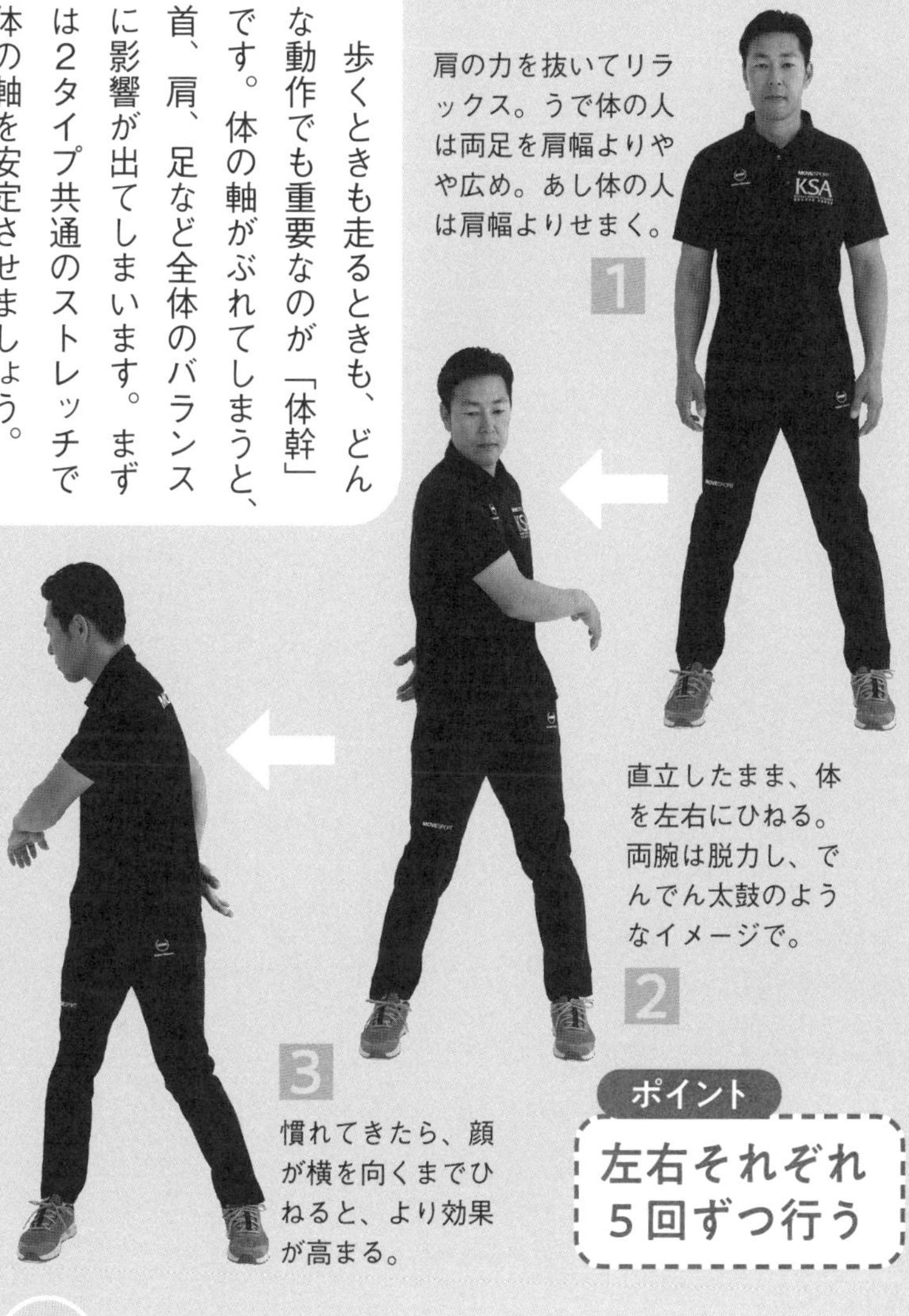

1
肩の力を抜いてリラックス。うで体の人は両足を肩幅よりやや広め。あし体の人は肩幅よりせまく。

2
直立したまま、体を左右にひねる。両腕は脱力し、でんでん太鼓のようなイメージで。

3
慣れてきたら、顔が横を向くまでひねると、より効果が高まる。

ポイント

左右それぞれ5回ずつ行う

をゆるめる「せすじ伸ばし」

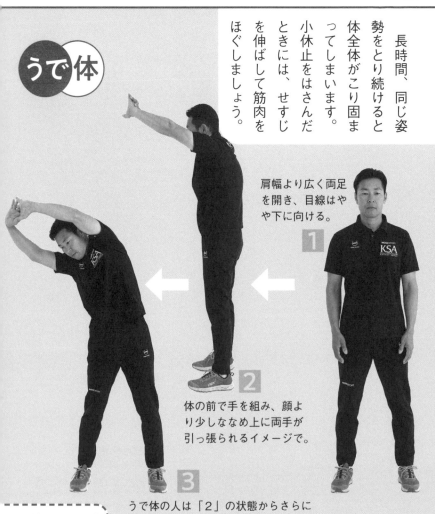

うで体

長時間、同じ姿勢をとり続けると体全体がこり固まってしまいます。小休止をはさんだときには、せすじを伸ばして筋肉をほぐしましょう。

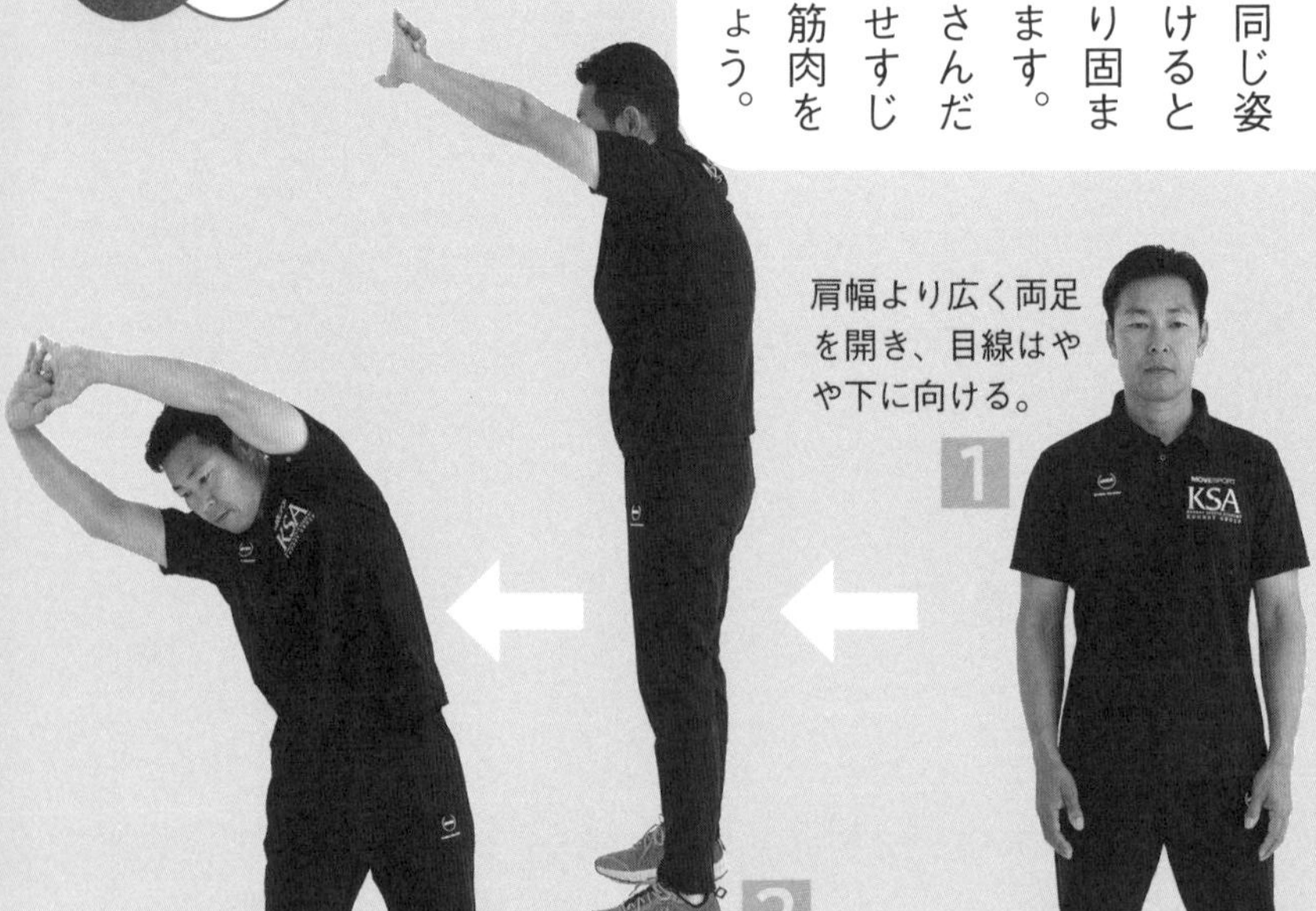

1

肩幅より広く両足を開き、目線はやや下に向ける。

2

体の前で手を組み、顔より少しななめ上に両手が引っ張られるイメージで。

3

うで体の人は「2」の状態からさらに左右に伸ばす。目線は下に向けたまま。

10秒キープ

固まった体

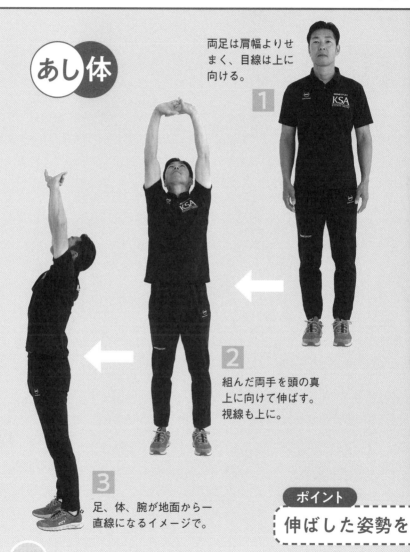

あし 体

両足は肩幅よりせまく、目線は上に向ける。

1

2

組んだ両手を頭の真上に向けて伸ばす。視線も上に。

3

足、体、腕が地面から一直線になるイメージで。

ポイント

伸ばした姿勢を

し」でこむら返りは怖くない

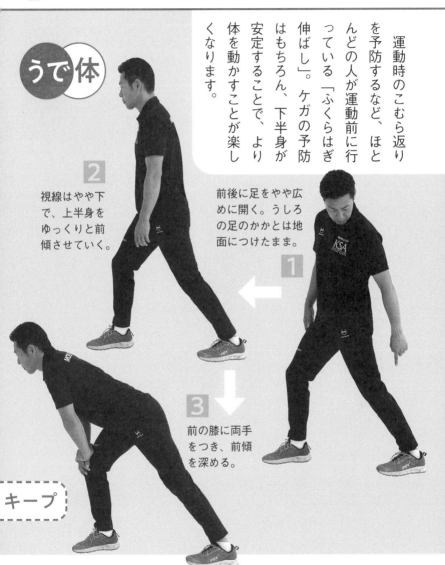

うで体

運動時のこむら返りを予防するなど、ほとんどの人が運動前に行っている「ふくらはぎ伸ばし」。ケガの予防はもちろん、下半身が安定することで、より体を動かすことが楽しくなります。

1

前後に足をやや広めに開く。うしろの足のかかとは地面につけたまま。

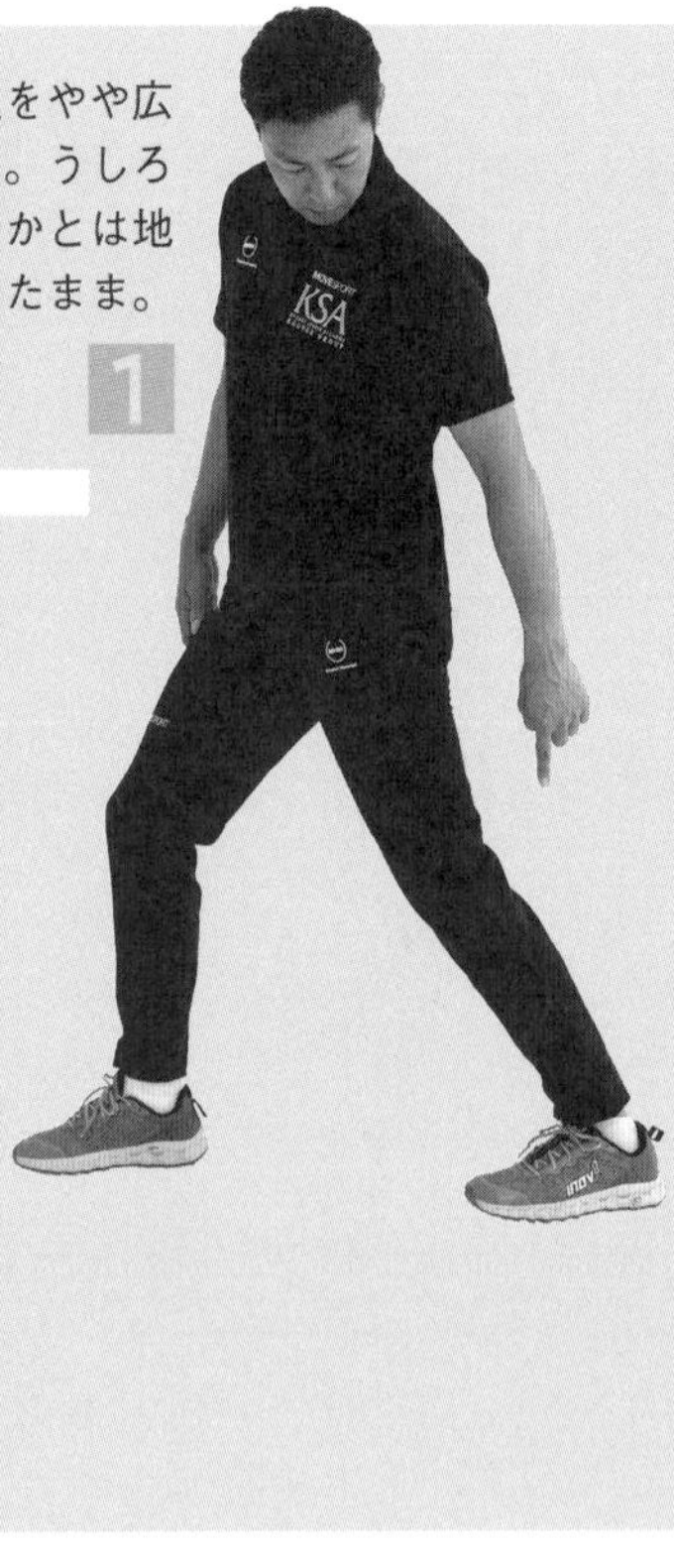

2

視線はやや下で、上半身をゆっくりと前傾させていく。

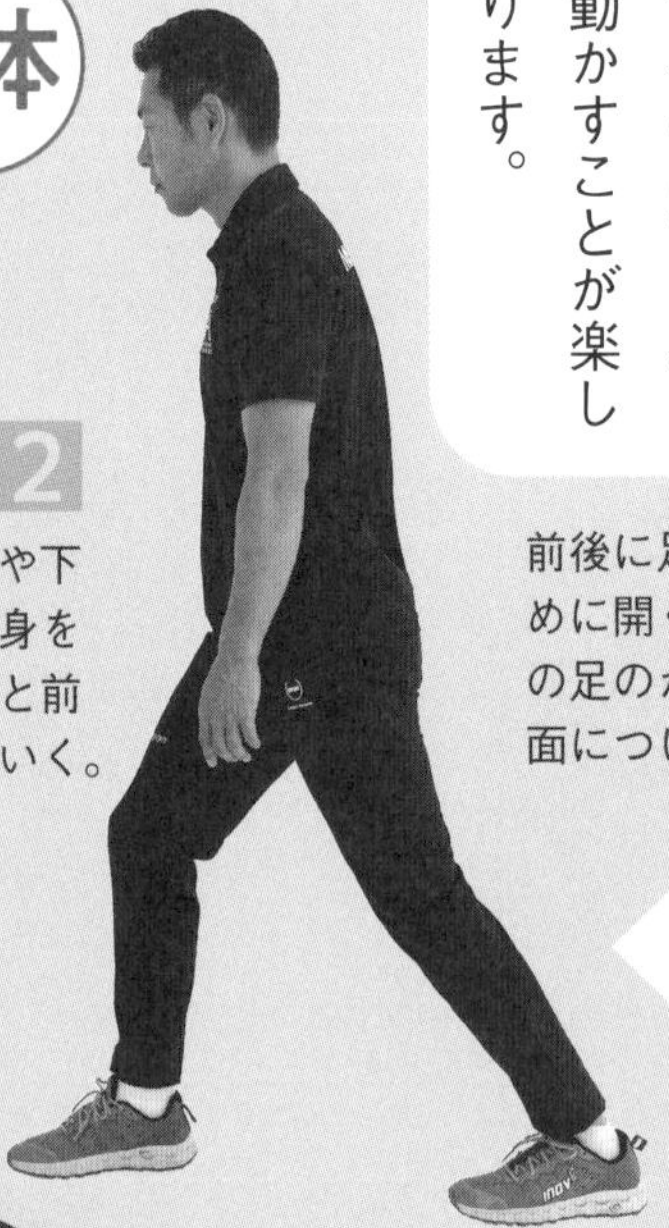

3

前の膝に両手をつき、前傾を深める。

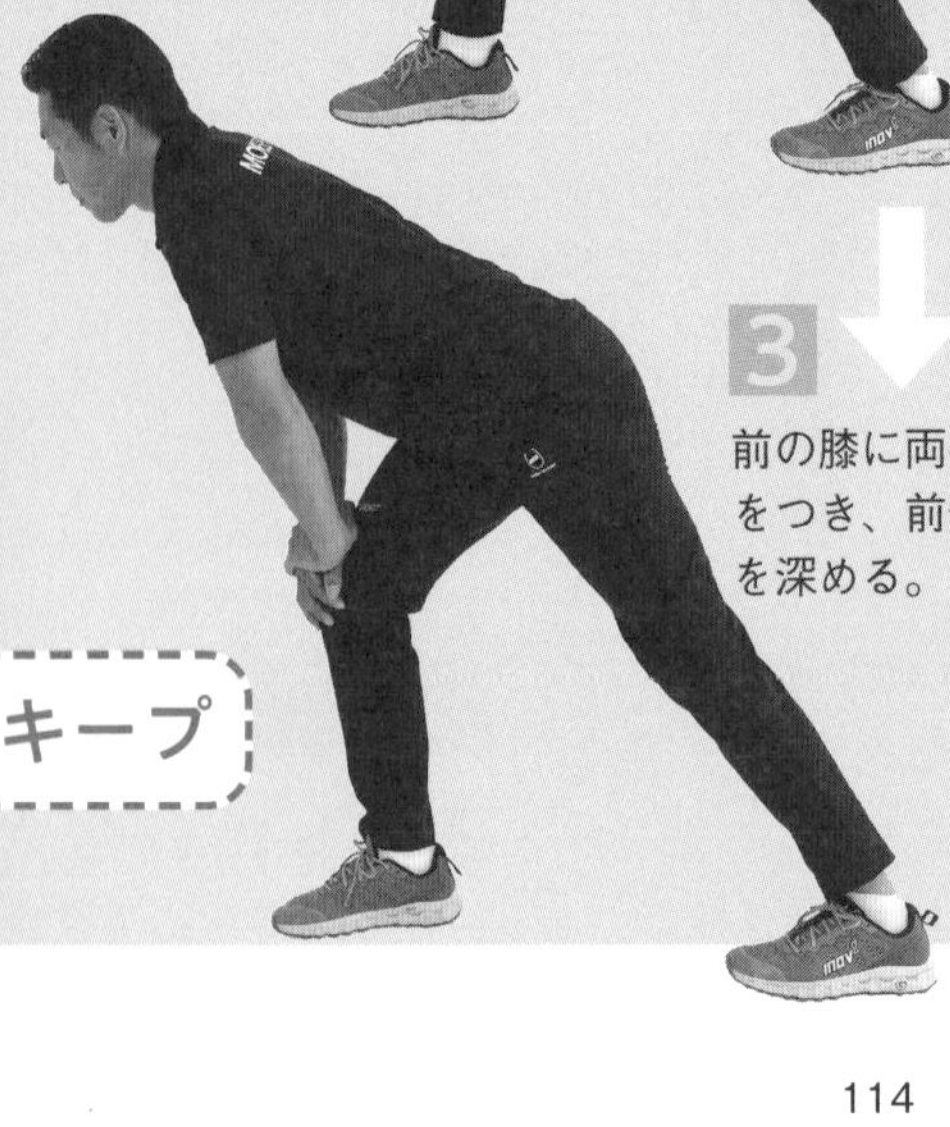

キープ

「ふくらはぎ伸ば

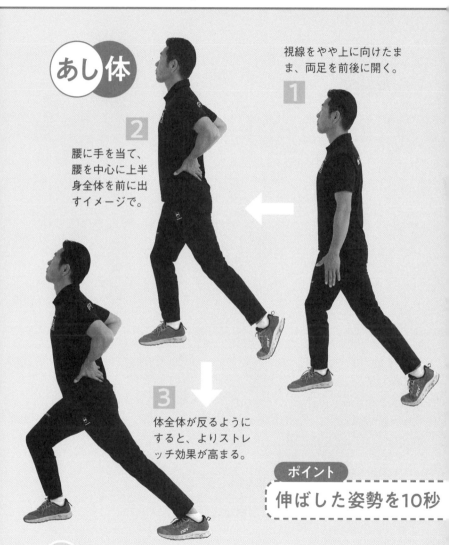

あし 体

1

視線をやや上に向けたまま、両足を前後に開く。

2

腰に手を当て、腰を中心に上半身全体を前に出すイメージで。

3

体全体が反るようにすると、よりストレッチ効果が高まる。

ポイント

伸ばした姿勢を10秒

を丈夫にする「屈伸運動」

うで体

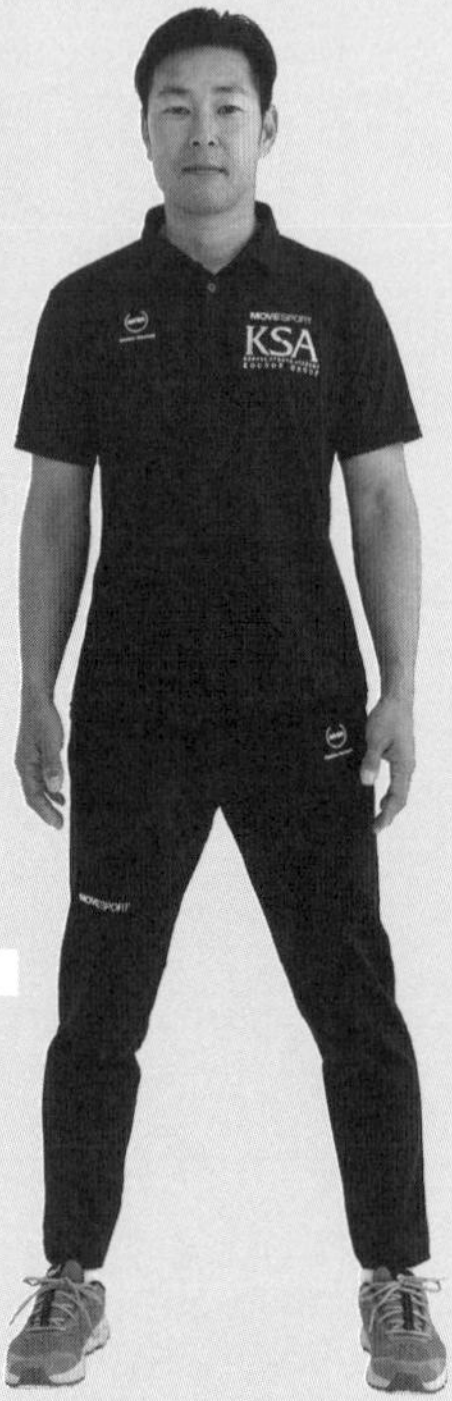

1

肩幅より広く両足を開き、視線はやや下に向ける。

2

両膝の内側をくっつけるようにして、膝を曲げる。

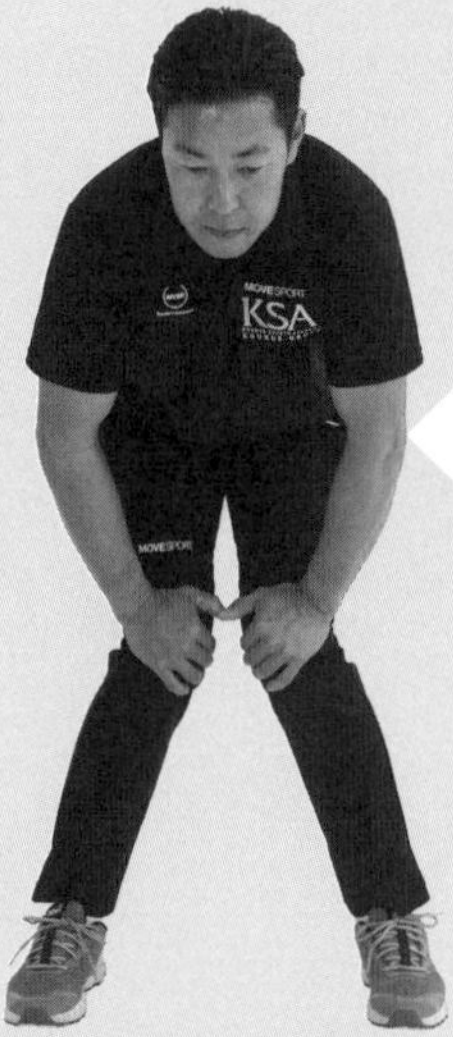

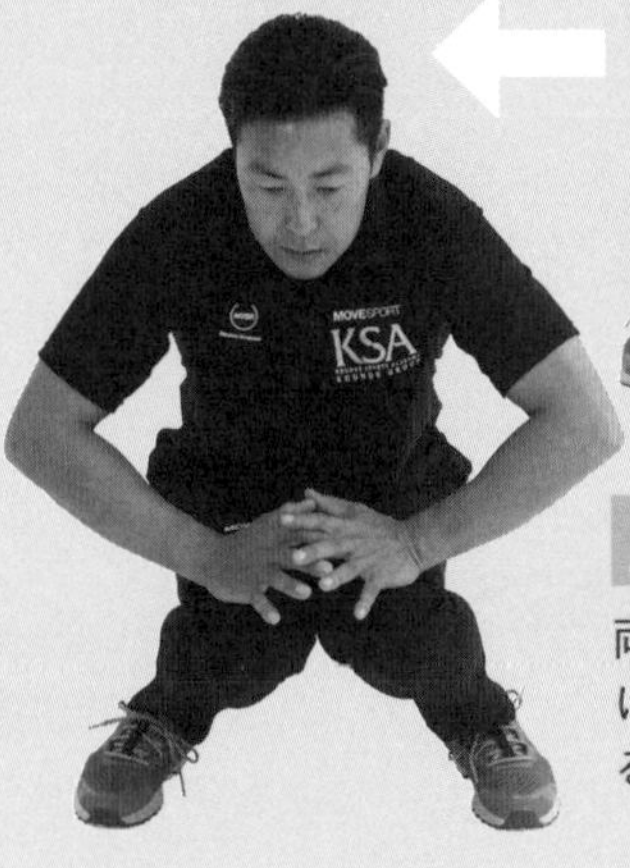

3

両手を添え、深く膝を曲げたときにも、膝ができるだけ離れないように。

足腰

膝を伸ばしたり曲げたり…シンプルだからこそ、「屈伸運動」は体に合ったやり方で行えば大きな好影響があります。膝の痛みや不安がある人も、無理のない範囲でチャレンジしてみましょう。

あし 体

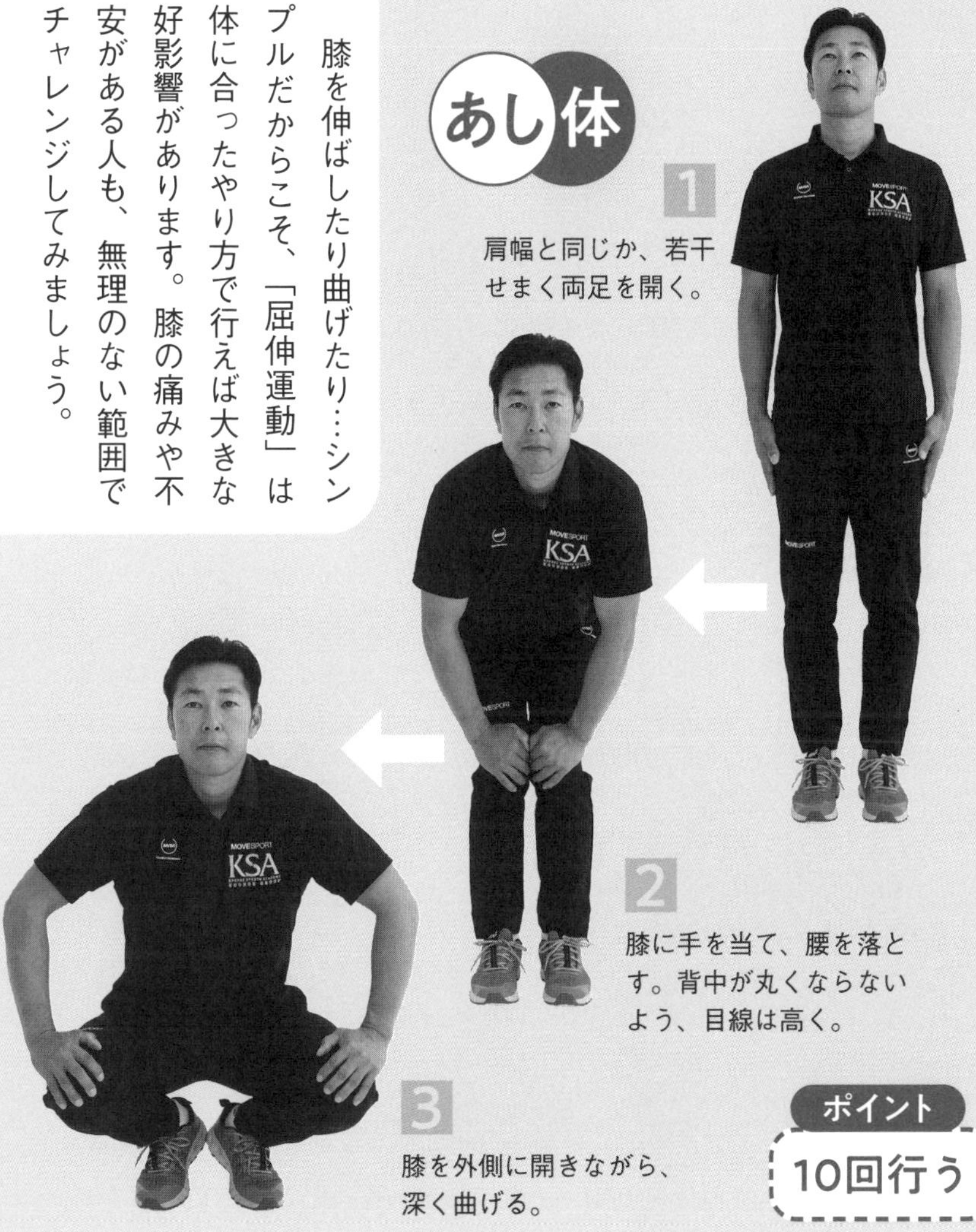

1
肩幅と同じか、若干せまく両足を開く。

2
膝に手を当て、腰を落とす。背中が丸くならないよう、目線は高く。

3
膝を外側に開きながら、深く曲げる。

ポイント
10回行う

Stretch05

うで体の「大胸筋ストレッチ」

つま先重心のうで体は、体の前面にある筋肉をよく使うため、前面に疲労がたまりやすくなります。大胸筋を伸ばすことで、縮こまった体がリフレッシュします。

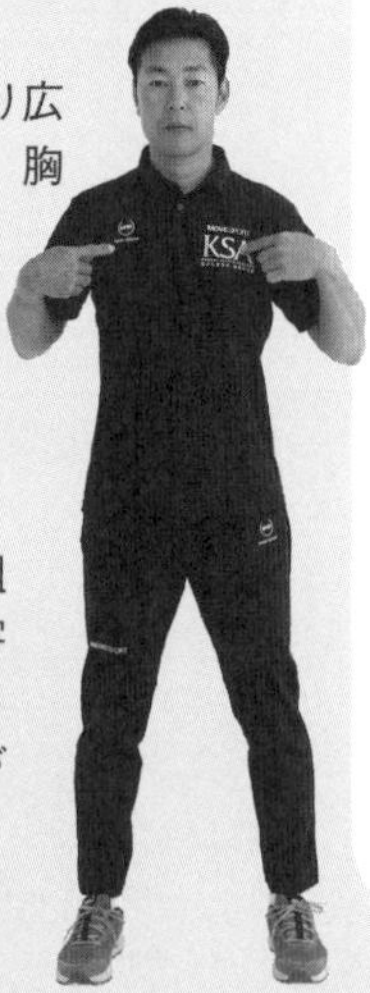

1

両足を肩幅より広く開いて立ち、胸の筋肉を意識。

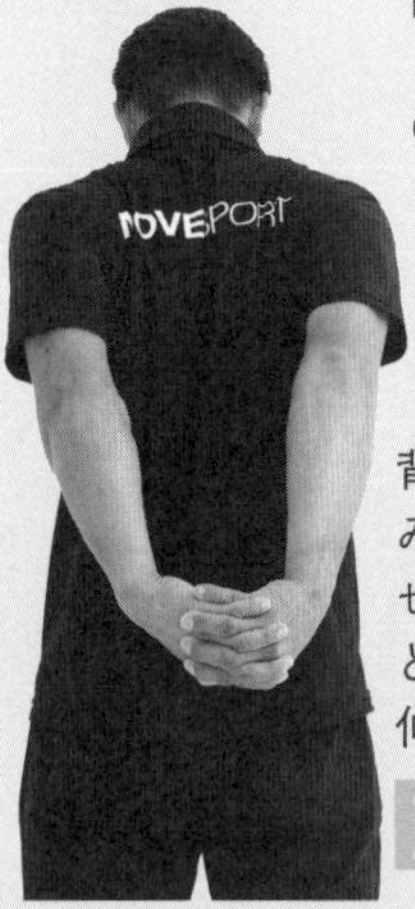

2

背中側で手を組み、肩甲骨を寄せるようにすると、胸の筋肉が伸びる。

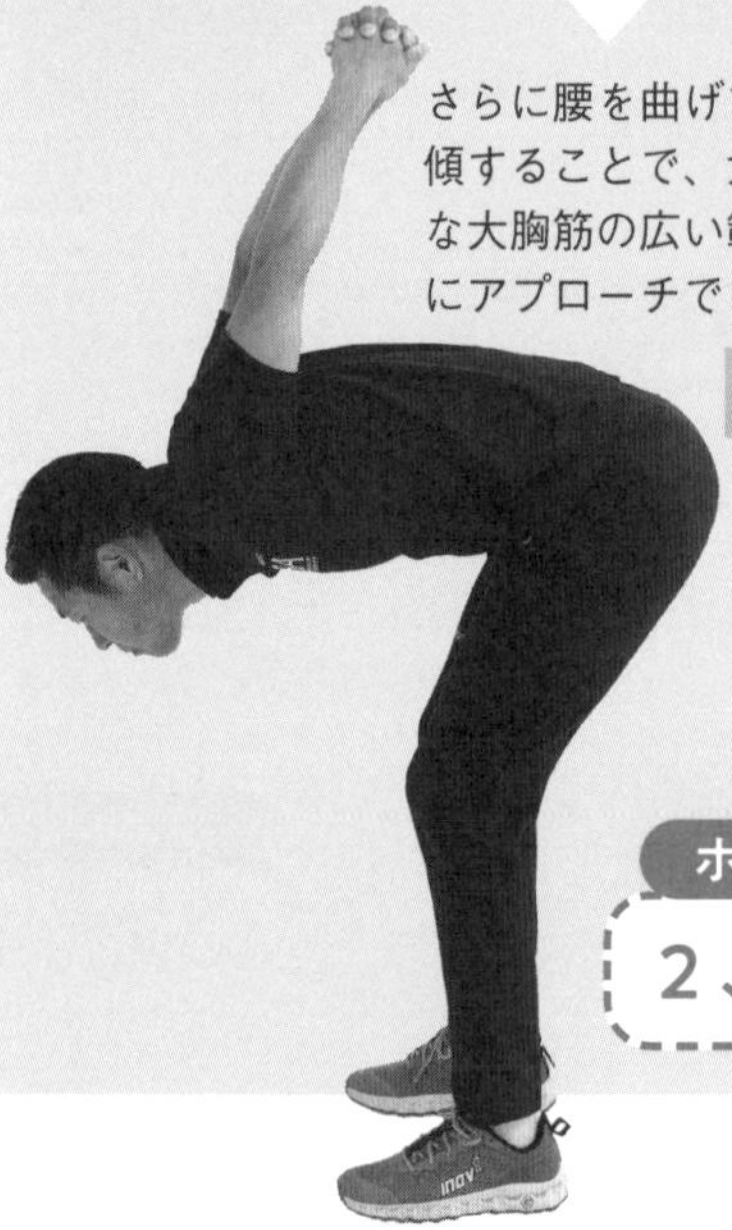

3

さらに腰を曲げて前傾することで、大きな大胸筋の広い範囲にアプローチできる。

肩の痛みなどを抱えている人は、うしろで手を組まなくても大丈夫！

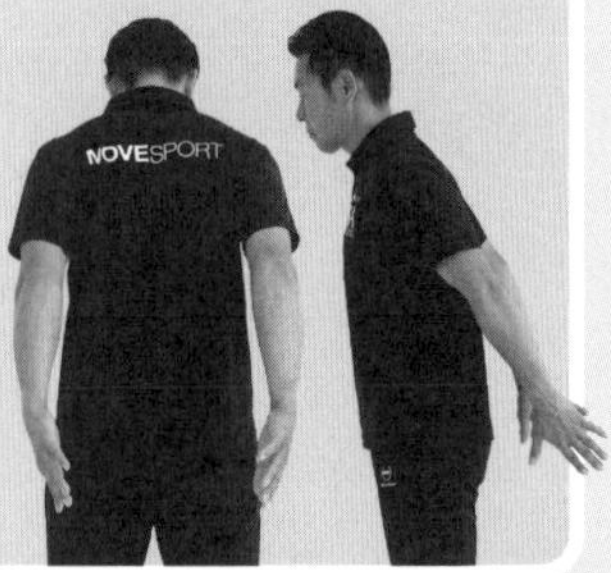

ポイント

2、3の姿勢で10秒キープ

あし体の「広背筋ストレッチ」

体の後面にある筋肉をよく使う、かかと重心のあし体は、背中側に疲労がたまりがち。広背筋のストレッチで背中のこりを吹き飛ばしましょう。

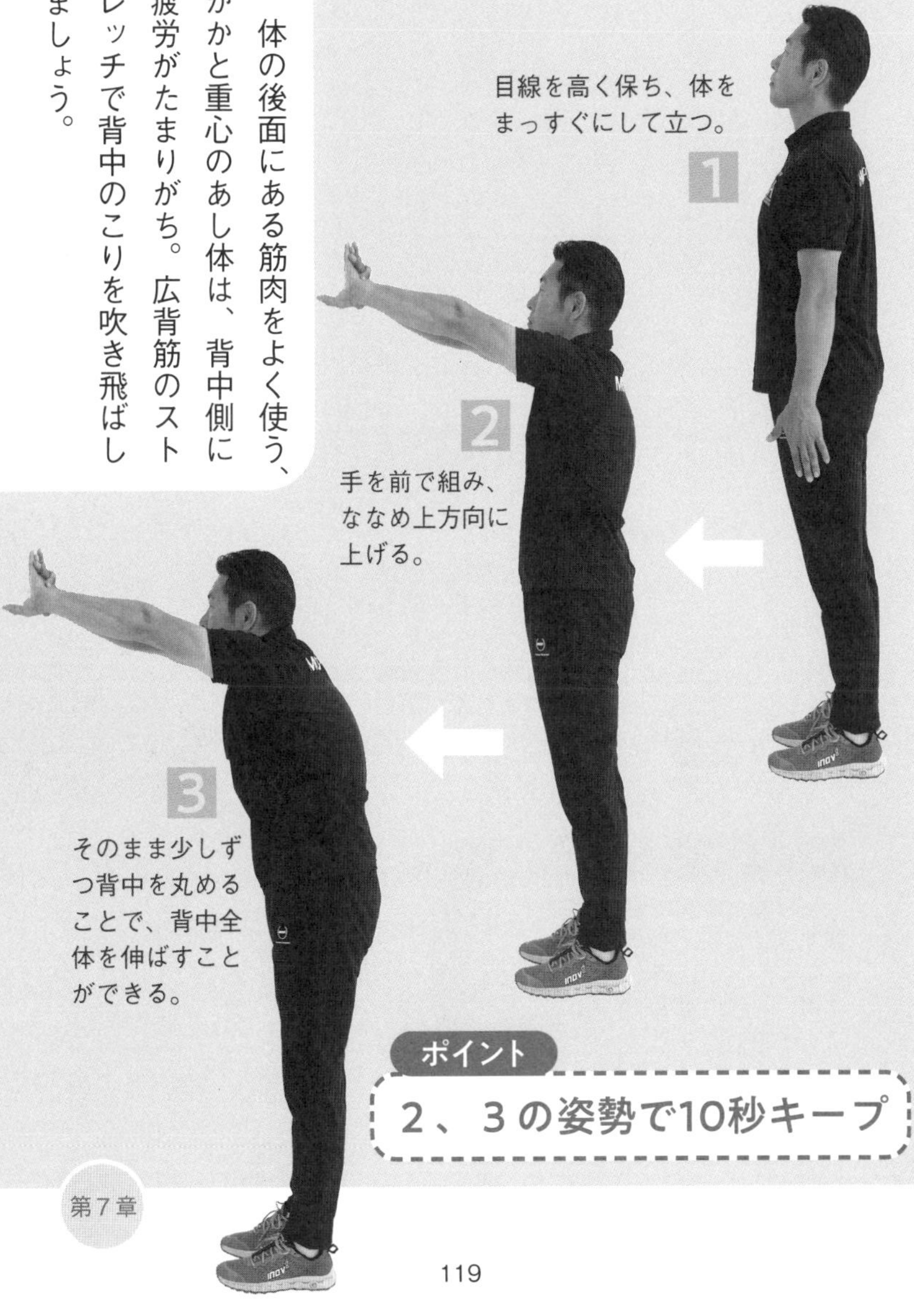

1 目線を高く保ち、体をまっすぐにして立つ。

2 手を前で組み、ななめ上方向に上げる。

3 そのまま少しずつ背中を丸めることで、背中全体を伸ばすことができる。

ポイント

2、3の姿勢で10秒キープ

骨盤や関節の動きをスムーズにする「コウノエベルト」

人間の体にはたくさんの関節があり、その関節が連動することで滑らかな動きを実現しています。逆に、うまく連動しなければ、高いパフォーマンスを発揮することはできません。骨盤、肩、肘、手首、膝、足首はゆるみやすく、その改善のためには関節が本来のポジションにあるよう整える必要があります。デサントジャパンより発売され、これまでに累計30万本を売り上げた「コウノエベルト」は、骨盤や関節に直接作用し、正しく機能させることができます。

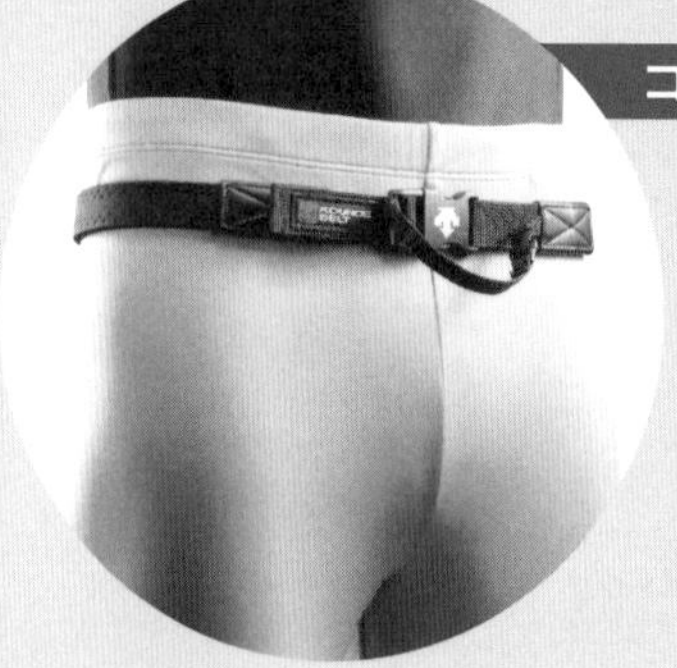

コウノエベルト 骨盤用

ベルトの締め付けが骨盤に作用し、両足にかかる体重を左右均等に近づけることで、腰にかかる負担を軽減するとともに、股関節の可動域を広げる働きをもつ。

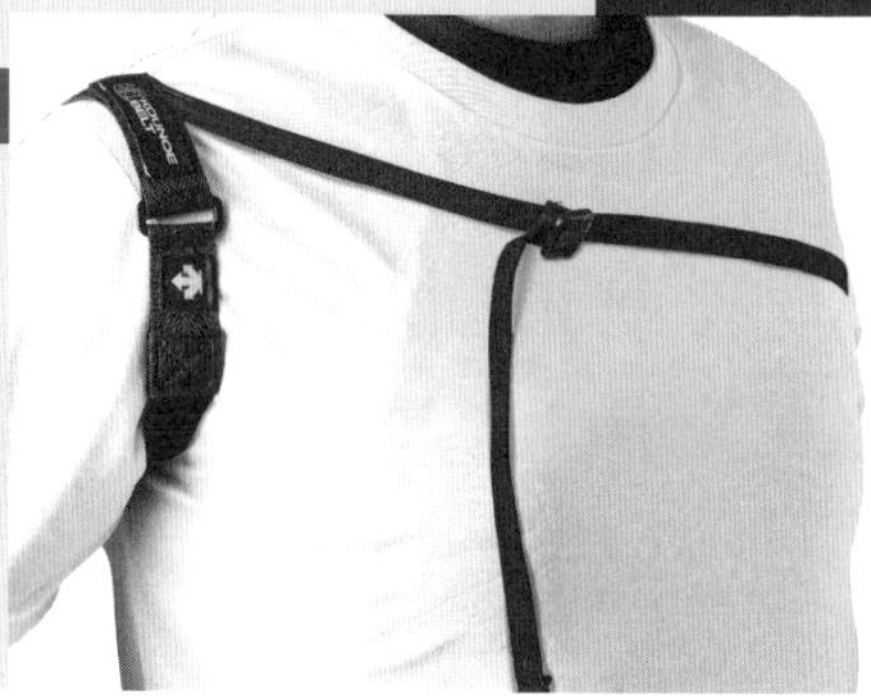

コウノエベルト 肩用

上がっている側の肩に装着することで、肩が正しいポジションに導かれる。スポーツ時の肩周囲の動きの改善はもちろん、日常生活での首や肩への負担を軽減する。

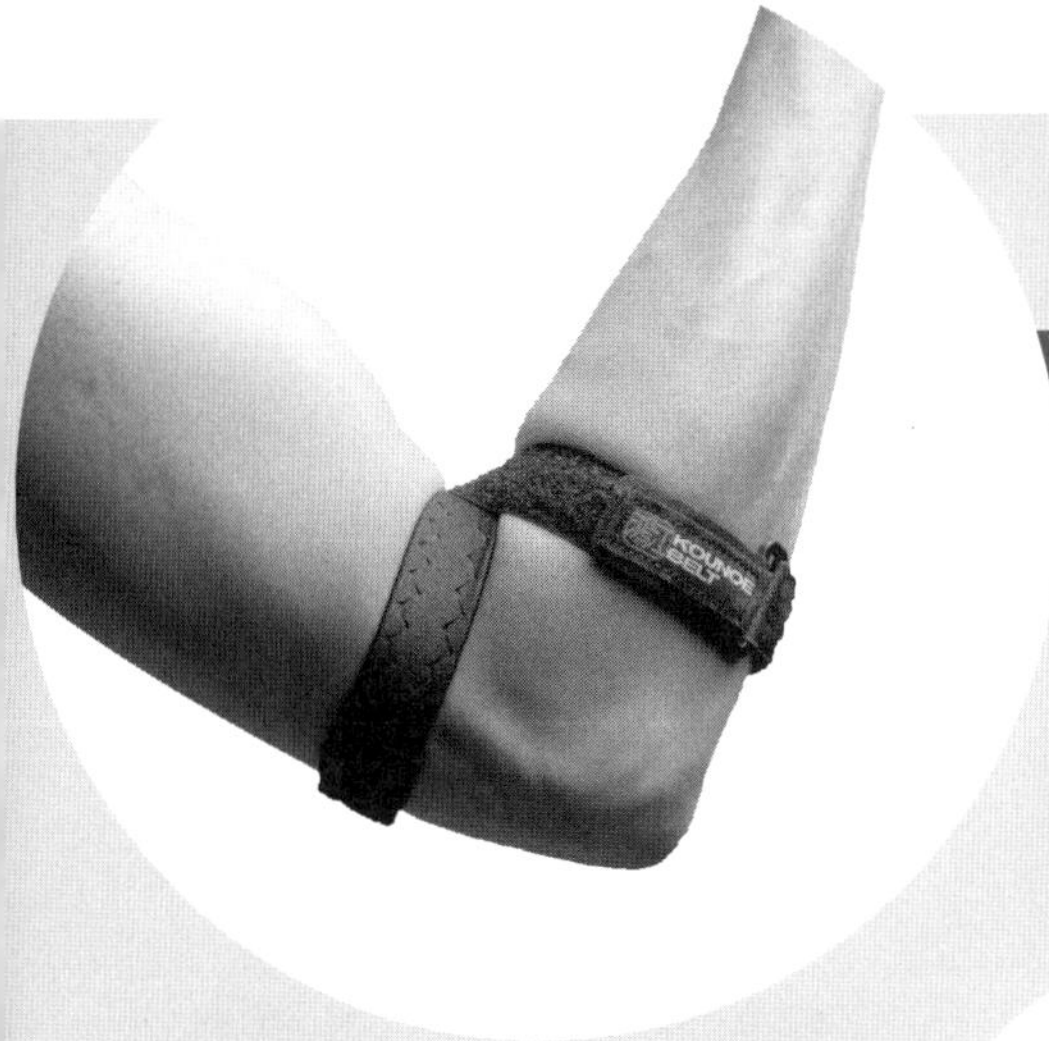

コウノエベルト 肘用

体幹が生み出したパワーを、肩を通し、手先にまで届ける重要な役割を担う肘。運動効率のアップのほかに、肩や手首の慢性的な負担の軽減にも効果がある。

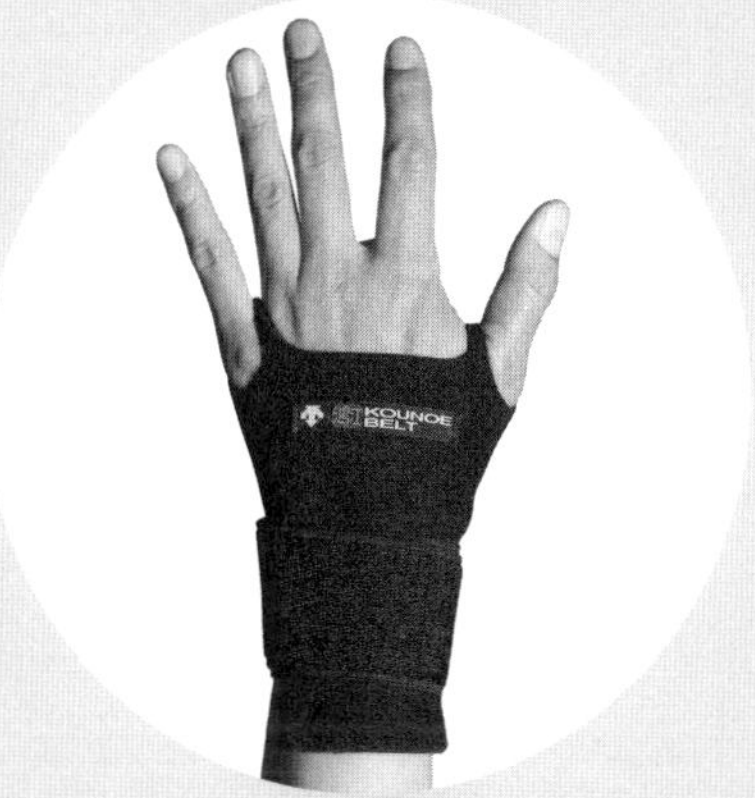

コウノエベルト 手首用

スマホやパソコンを使う機会の多い現代の人にとって、手首の疲れや痛みは大敵。同一動作の繰り返しによる腕のねじれといった、ゆがみの軽減にもつながる。

うで体タイプの人は、上半身を中心に、体の左側の関節を整えるために着用するのが推奨されます。肩、肘、手首に加え、骨盤用を地面と平行に巻くことで、肩こりや腰痛を防ぎます。

対してあし体の人は、下半身の右側中心に関節を整えます。膝と足首に着用し、骨盤ベルトは背中側に対しておお腹側が高くなるよう、ななめに着用します。

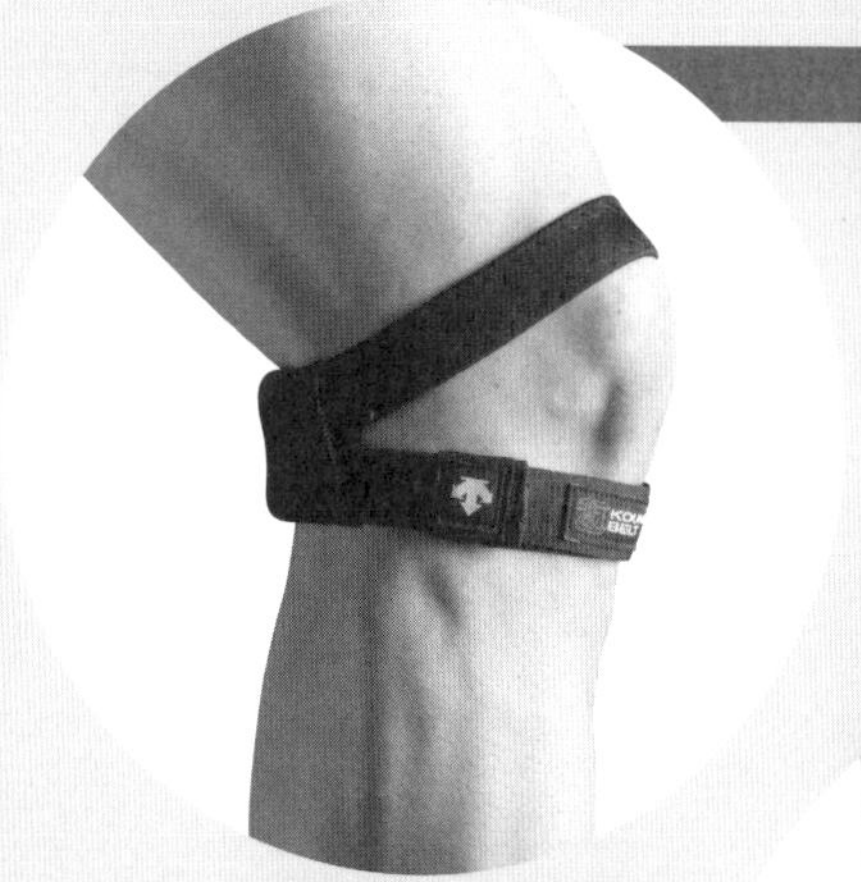

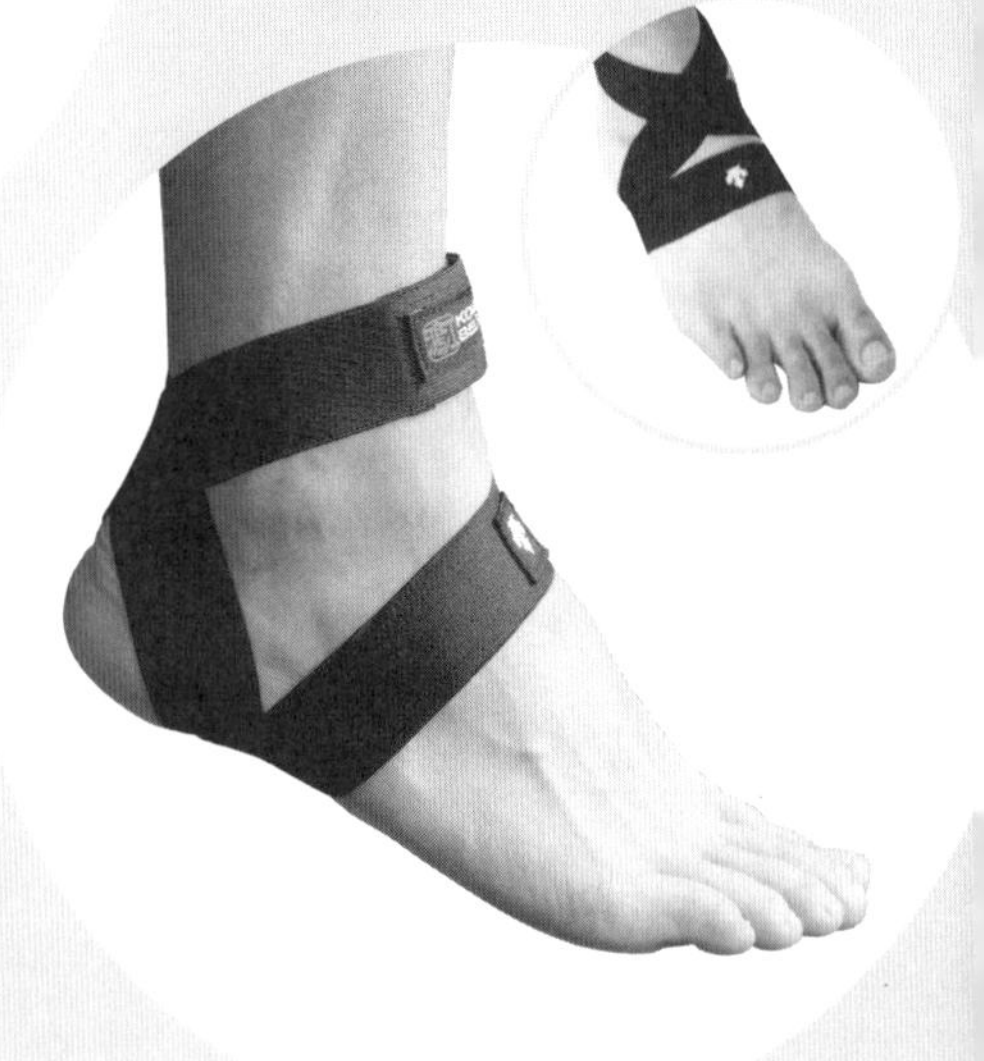

おわりに

ここに一通の手紙があります。

綴ったのは私の母です。兄のことを思いながら書いたものです。

私の兄は、生まれた直後に高熱を出したことが原因で、幼い頃は周囲と比べて運動能力が著しく低い子供でした。母は、自分を責めたこともあったようです。

《家族と私は、この子と共に全身全力で生きて行くことを決意致しがんばりました。幼稚園になると、やはり元気なお子さん達よりも運動が劣り、心からこの子に申し訳ない思いでいっぱいな日々を送りました。》

ですが、体育の授業などで同級生がすぐに根を上げるようなことがあっても、兄は運動が苦手ながらも最後まで諦めず、強い心をもっていました。そういったことを学校の先生から伝え聞くたびに、母は兄の強さと優しさを再確認し、同時に自身も強く優しい母でいようと奮い立ったといいます。

《三人の子供をもうけ、限りない愛情をもつ両親を尊敬する、立派な子供に成長してくれました。》

兄は会社員として働き、父が残した田畑の作業も行っています。そうした兄の姿の陰に、母の存在があったことは言うまでもありません。

同じ〝母〟で言えば、私の妻は、3人の娘たちの健康を第一に考えて育て上げてくれました。長女は幼い頃にアトピー性皮膚炎がひどく、薬を用いれば一旦は治りますが、すぐにまた悪化することを繰り返していました。

根本から治そうと考えた妻は、食事の改善から日常の過ごし方まで、あらゆる所に気を巡らせました。わが家の朝食に、必ず手作りのジュースが出されるようになったのはその頃からです。

長女が小学校にあがる頃には**アトピーの悩みはほとんどなくなり、むしろ風邪など**

もひかない強い体になっていました。おかげさまで、長女はもちろん、3人の娘は高校までテニスに没頭し、今では私の仕事を手伝ったりもしてくれています。

これは、子供に寄り添い続けた妻の努力の結晶でしかありません。本当に頭が下がる思いです。心の底から「ありがとう」と伝えたいと思います。

こうして見ると、私の人生はいつでも「健康」という言葉と一緒にあったような気がします。私には先述の兄と、姉がいます。たしかに兄は体に不安を抱えていましたが、私は姉と一緒になって支え、きょうだい3人で助け合ってきました。そして3人の娘たちは、元気に成長してくれました。

また、多くのアスリートを、競技の側面はもちろん、日常生活から支えてきました。体の状態が良好でなければ、最高のパフォーマンスは発揮できません。ですがその良好な状態は、競技に向けたトレーニングだけを充実させれば得られるものではありません。だからこそ、プレー中以外の体の動きや仕草もつぶさに観察し、アドバイスするようにしてきました。

そして、今度は読者の皆さんの「健康づくり」をしたいと考えたのが、本書のスタートでした。人に寿命があるとしたら、それは生まれたときに決まっているのかもしれません。でも「健康寿命」は、毎日をどう過ごすかによって、自分で延ばせるものだと思っています。

この先長い人生、いつまでも元気にいられることは、豊かな最期を迎えるために重要なことです。**私の理論は、人生の終着点を「Vサイン」で迎えるための、無限の可能性を秘めている**と信じています。

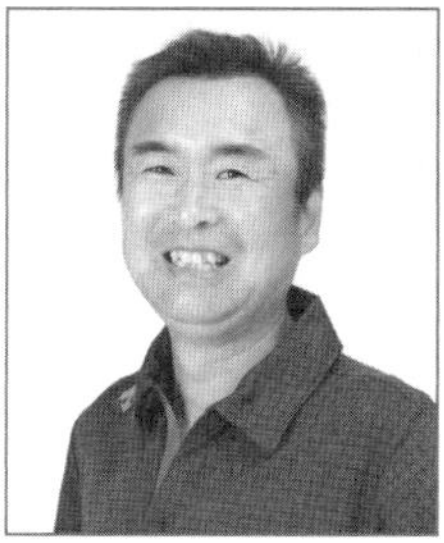

鴻《こうの》江《え》寿《ひさ》治《お》

鴻江スポーツアカデミー代表。アスリート・コンサルタント。1966年生まれ。福岡県出身。2006年の第1回、2009年の第2回ワールド・ベースボール・クラシックに帯同したのをはじめ、2004年のアテネ五輪で女子バレーボール、男子野球、2006年のトリノ五輪でスピードスケート、2008年の北京五輪で男女バレーボール、男子野球、女子ソフトボール、2021年の東京五輪で男子野球、女子ソフトボールの日本代表チームトレーナーを務めた。多くのトップアスリートを担当し、独自に構築した「鴻江理論」をもとに、一般向けにも「健康増進活動」を行っている。ファイナンシャルプランナーCFPの国際ライセンスをもつ。著書に『あなたは、うで体？あし体？』『うで体ゴルフ・あし体ゴルフ』『野球タイプ別鴻江理論』。

取材・構成　祓川学（ストライカー・プレス）
撮影　横田紋子
イラスト　内山弘隆
ＤＴＰ　ためのり企画
校正　くすのき舎
協力　服部幹彦、緒方剛、古賀数洋、鴻江宏太、鴻江有希、鴻江乙葉、佐々木健太郎、林泰光、志村昌彦、安部容子、村上純一、古川幸樹、安岡尚美、藤本厚志、井上大輔、田尻耕太郎、繁昌聖人、柳浩史

一生歩ける喜び

「うで体・あし体」鴻江理論で人生が変わる

2024年1月15日　初版第1刷発行

著　者　鴻江寿治

発行人　川島雅史

発行所　株式会社小学館
〒101-8001 東京都千代田区一ツ橋2-3-1
編集　03-3230-5585
販売　03-5281-3555

印　刷　萩原印刷株式会社

製　本　株式会社若林製本工場

ISBN978-4-09-311558-2

制作／国分浩一　販売／中山智子、三橋亮二　宣伝／内山雄太　編集／加藤洋平